TAÇA ESCARLATE

Luciane Monteiro

Editora Verso

Editora InVerso

R. Doutor Goulin, 1523 Alto da Glória
CEP 80040-280 Curitiba-PR
(41) 3254-1616 e (41) 3558-8001
editorainverso@editorainverso.com.br
www.editorainverso.com.br
Facebook.com/editorainverso
Instagram @editorainverso

COORDENAÇÃO EDITORIAL
Cristina Jones
Editora InVerso

REVISÃO
Carlos W. Jorge

CAPA, PROJETO GRÁFICO E ARTE-FINAL
Adriane Baldini

DADOS INTERNACIONAIS DE CATALOGAÇÃO NA PUBLICAÇÃO (CIP)
Mona Youssef Hammoud – CRB/ 9ª 1393

M775t

MONTEIRO, Luciane. **Taça escarlate.**
Curitiba: InVerso, 2019
176 p. 15 cm X 21 cm - PTBR

ISBN: 978-85-5540-225-8

1. Literatura brasileira. 2. Contos. 3. Cotidiano.
4. Sentimentos. 5. Feminilidade. I. Título

CDD. B869

Literatura brasileira: B869 Contos: 370

Sendo este um livro de contos femininos,
dedico a todas as mulheres.

PREFÁCIO

Dizer que a mulher é sexo frágil já se tornou uma falácia bem conhecida e até ultrapassada. Entretanto, nem todas sabem disso, e muitas ainda sucumbem ao desejo alheio, ao discurso alheio ou à ausência de si mesma quando a baixa autoestima apaga-lhes o brilho.

Analisando as diversas facetas do universo feminino, os contos que se seguem sondam o ímpeto que move a mulher para alcançar sua plenitude. Muitas são diariamente sufocadas por uma sociedade preconceituosa ou machista, pelo excesso de zelo ou ausência de fantasia, por um chefe prepotente ou por um marido opressor, pela infertilidade ou pelo simples desassossego. Muitas são sufocadas pela própria incapacidade de resgatar sua essência e libertar seu grito.

Este livro traz personagens que retratam os anseios da mulher, suas buscas, batalhas e descobertas. São almas que se expõem em cada conto ao longo da obra, e enquanto algumas, fragilizadas, desfalecem em suas caminhadas, outras, como feras que se liberam, tornam-se plenas. Os textos homenageiam as que se perceberam reprimidas e se libertaram, as que se perceberam oprimidas e naufragaram e as que não se perceberam de forma alguma. Mulheres frágeis ou surpreendentes, mulheres decentes ou imorais, não as julguem, elas são apenas retratos da sociedade, pincelados com poesia, aromatizados com um pouco de fantasia e inquietação.

As protagonistas dessas narrativas podem ser amadas ou odiadas, mas nunca ignoradas. Todas mostram que a essência ainda não contaminada pelas vozes externas existe em cada uma, ainda que muitas passem a vida aprisionando suas lobas interiores. Privadas da vida selvagem, encurraladas em minúsculas jaulas, elas desfalecem, como muitas desfalecem em algumas histórias. Outras, porém, não ignoram o apelo nem tapam os ouvidos aos uivos insistentes do bando e saem em busca da liberdade ou do alimento para se manterem vivas.

Toda mulher é um ser único e complexo, capaz de gerar outra vida e também a sua própria, como uma phoenix que renasce quando tudo indica o fim. Algumas, entretanto, são apenas mulheres, como a esposa que se embriaga de seu próprio fracasso, ou como Vera, a intrigante vizinha que viveu uma vida de ilusões e espera. Tantas Lauras que nunca tomaram o voo para Cancun. Amantes que não ouviram o chamado da redenção e não se refizeram. Não ouviram as muitas vozes que as chamam à vida.

Essas mulheres não devem ser julgadas, bem como as que excedem os limites da razão e se corrompem, as que encaram o próprio asco, alimentadas pelo furor ao ver a loba interior abatida e agonizante.

Tantas vozes, viagens ao inconsciente ou ao inexistente? Universos paralelos ou apenas mistérios entrelaçados no desconhecido da mente humana? Ultrapassagens impossíveis, mas não para as que têm o domínio do selvagem, o segredo que somente as almas femininas partilham.

Cada uma é uma história, um silêncio ou um grito. Todas têm garras e dentes, mas para as que morrem apenas mulher, esses nunca afloram, enquanto para as lobas são suas armas até o final, desde que corram livres em seu habitat natural: a vida plena e impetuosa.

Intensas, pequenas, gigantes, cordeiras,
lobas... Cada mulher é uma essência,
cada mulher é uma verdade indiscutível.

Ouço gritos, são elas, lobas lutando
contra adversidades, engolindo cães
selvagens em busca da sobrevivência.

Outras afundam, desfalecem,
entregues ao frio impiedoso da neve de
desencantos. Umas ficam no caminho,
mas a alcateia segue, intrépida.

SUMÁRIO

A CAIXA E O SONHO

Como é lindo, disse ela ao olhar o seu silêncio que resplandecia em sorrisos. Ninguém via, mas ela apenas sentia que crescia e se tornava esplêndido o seu mais doce mistério. Talvez devesse revelar, mas o que via era tão bonito que, egoísta, não quis dividir. Guardou numa caixinha e escondeu embaixo de um sonho amanhecido. Aquele sonho já estava bem desbotado e por isso ninguém o percebia mais.

Correu, então, furtiva por debaixo de suas encostas. Atracou-se com um desejo ardente sob a penumbra da sala. Os pés tocavam descalços o tapete macio; sentiu prazer. Queria voltar, mas não conseguia deixar de pensar na caixa guardada debaixo do sonho adormecido. Conteve-se ao ouvir o barulho no telhado e ficou atenta, porém somente o gato miou. Sentiu pelo corpo um arrepio gélido e quis miar também, mas apenas ronronou baixinho e riu sozinha um riso tão cheio de cores que luzes foram acesas na vizinhança.

Fez silêncio, pois sabia que estava sendo observada. Disfarçou forjando face entristecida para que ninguém quisesse roubar-lhe a felicidade que sentia. Não despertaria a inveja para não ser invadida. Fez ares sofríveis para que não lhe roubassem a energia intensa que emanava agora. Então, quando a viram entregue, partiram satisfeitos para seus universos úmidos e somente quando se afastaram é que se levantou, vitoriosa. Queria fazer silêncio, mas até sua sombra gritava e se agigantava atingindo os que se afastavam em passos altivos. Não fora sua intenção, mas sobressaltaram ensandecidos após serem pegos de surpresa, uns urravam, outros corriam ainda sem saber de quê.

Somente ela, sua antagonista, não suportou, caiu agonizando. Pela primeira vez a olhou de frente: tinha sua própria face, mas a testa bem mais enrugada, pele sem viço. Era mesmo digna de pena a tal autopiedade. Mas não sentiu compaixão e deixou que ela agonizasse até morrer enquanto caminhava descalça e despida de medo pelas ruas de seus anos, incendiando erros, reabrigando alguns acertos. As luzes da noite ela mesma acendia agora. Antes pareciam tão distantes que precisava esperar o acendedor de lampiões, que havia muito já se aposentara.

O companheiro chegou. Ela, porém, entregou-lhe apenas o sorriso. Ele logo procurou com os olhos o sonho adormecido, aliviado que ainda estivesse ali, mas agora sentia que havia algo diferente e que nunca mais seria igual. Trocaram olhares uns instantes e ele nada perguntou, pois compreendia que não haveria respostas para o pedaço que se foi e para aquilo que ficou. Aquilo que tinha nome, mas ninguém pronunciaria. Ele retribuiu o sorriso. Mal sabia que o mistério estava bem escondido embaixo do sonho adormecido e seria somente dela.

Seria... se não fosse aquela energia furtiva que escapava da caixa e restaurava o sonho sobre ela.

NAUFRÁGIO

Mergulhou ao fundo, buscou o casco coberto de limo e algas, colou as partes que se partiram. Refez a pintura, poliu. Refez a sala de jantar com suas finas louças de cristal e porcelana antes de abrir um espumante que recolocou na garrafa colada. Aos poucos, a bebida tomou a cor delicada e borbulhou sensual na longa taça que ela ergueu num brinde ao dirigir o olhar para o relógio acima da lareira. Sentiu o gelado de sua bebida predileta adoçando-lhe a boca, a qual se fizera vermelha contrastando com o vestido de um salmão apagado que deslizava em duas delicadas saias sobre o corpo esbelto que refizera.

Olhou os fantasmas que não via, mas supunha, e resolveu refazê-los, porém não quis que a olhassem ou lhe sorrissem, quis apenas observá-los. Então refez o salão de festas, a piscina, o saguão, e desfilou atenta e silenciosa engolindo, extasiada, cada sorriso e cada conversa, cada olhar e cada silêncio. Não sabiam de nada, mas ela sabia.

Brincou de Deus naquele instante, olhando, às vezes com piedade, para os inquietos do grande salão. As damas elegantes e delicadas, as jovens que ainda fantasiavam o brilho de um casamento promissor, banqueiros com olhos que reluziam cifras, sonhando com suas fortunas nos cofres, nos bancos e em seus corações vazios. Não suspeitavam de nada, mas ela já sabia, era Deus passeando entre mortais que já nem existiam mais, senão porque ela os queria ali mais uns segundos. Nesse instante julgou-se egoísta, perguntando-se se queria ver a dor outra vez naqueles rostos. Dor que não vira. Imaginara.

Fechou os olhos acariciando a pele macia do colo que tantas vezes sentira os amores ardentes de sua juventude, cobiçada e desejada.

Melhor soltar os cabelos e sentir a brisa fria brincar com eles, tornando a sua visão ainda mais sensual para si mesma. Queria se desejar aquele instante como deveria ter-se desejado a vida inteira, queria sentir a si mesma, descobrir-se e penetrar no mais profundo de seu próprio eu e de sua beleza descuidada, de seus sonhos cheios de limo, um limo verde e lamacento que não desgrudava mais.

Viu uma dama sendo cortejada numa mesa próxima à janela. Sentiu-se como que insuflada por uma substância gélida e sem doce, causando-lhe um mal-estar duvidoso, mal-estar que tinha outro nome que não queria recriar. Foi tomada de um súbito medo de se sentir humana de novo, porque naquele momento invejou aquele sorriso, o colo perfeito. Depressa arrumou a postura, lembrando-se de que era Deus, podia deixá-la só e infeliz para que sentisse depressa o gosto amargo que se sente depois de se embriagar naquela bebida tola chamada amor. Então se lembrou de que aquela pobre jovem, tão tola, não desconfiava de nada, mas que ela sabia tudo, e foi tomada por uma apreensão que se transformou numa angústia doentia, fazendo-a lembrar-se do motivo que a levara até ali.

Suspirou quase angustiada, querendo desfazer o casal, mas dirigiu o olhar com uma intensa piedade para aquela figura linda perto da janela, olhando de vez em quando para o céu negro e imaginando o mundo imenso que julgava estar prestes a engolir e nunca engoliu. Seus olhos pareciam paralisados como se visse a si mesma, tão cheia de sonhos; queria tocá-la e sentir a maciez dos seus cabelos avermelhados. Mas o que sentiu foi aquela substância salgada tocar seus lábios, contrastando com o doce do champanhe que acabara de beber, como a vida contrasta o doce e o amargo em cada pedaço de silêncio que entrega.

Secou aquela lágrima atrevida e caminhou aflita até o grande relógio, girando os ponteiros para que chegasse logo a hora, e desfez todos os gritos e sorrisos, todos os rostos e sonhos. Seria egoísta até mesmo com sua solidão. Queria estar só para sentir as águas geladas cobrirem seu corpo frágil sob a seda suave. Queria estar só para sentir-se dona da noite e daquele pedaço imenso de tragédia.

Então, naquele instante, a popa começou a desaparecer, sendo coberta pelas águas, já não tinha mais para onde ir, mas não fugiria. Engoliu a noite com os olhos ardentes de silêncio, engoliu o brilho das estrelas para se sentir iluminada. Não havia mais tempo e a sensação do limite já lhe tocava os pés, que nunca tocaram o chão. Ali chegara finalmente à borda. Não pensou em mais nada. Recusou-se. Não queria dividir aquele momento com suas lembranças, não queria que personagens de seu passado ou presente fizessem parte daquela passagem árdua e, ao mesmo tempo, extasiante.

O cume escuro já quase desaparecia, o vestido flutuava fazendo volume na água. Não cairia. Sentia o corpo congelando, mas sentiria cada segundo. Sentia o gelo explorar cada centímetro de seu corpo, da mulher que fora um dia, cheia de sensações. Abdômen, seios, ombros e nuca. Permitiu-se um último sorriso enquanto fez amor com a morte em meio ao êxtase silencioso de seu delírio.

Queixo, lábios, e o ar fugiu sem ter para onde ir, fazendo borbulhas na água, como uma imensa taça de champanhe esquentando sem ninguém beber.

ESSÊNCIA RARA

Desejo é o que me move. Desejo de estar lá e de tocar... Tocar os sons que não se tocam, ver o sentido que não se enxerga, e ouvir os silêncios que não se ouvem. Que vontade de estar intensa e intensamente mergulhar nessa essência que me grita. E se ouço o chamado, por que não corro? Não sei, só o eco me responde, o eco de meus medos escondidos. Mas sou tão intensa, tão intensa que tenho dificuldade de conter toda a plenitude que se expande dentro de mim.

Não importa o que venha do silêncio, meus sentidos se aguçam como fera selvagem e os sons do mundo gritam ao meu ouvido. Estou aqui, mas caminho lá, a passos largos, passos gigantes e sorriso perturbador. Estou lá onde os sons gritam e o silêncio se derrama em lágrimas quentes de sussurros ardentes. Estou lá onde a voz me chama. E a chama arde, viva e intensa, quase sem pressa de queimar.

RODA DA VIDA

A poltrona de camurça verde-musgo estava no mesmo canto do quarto há anos. Ali se sentava para receber as amigas; a postura sempre ereta, elegante. O assento já trazia a marca de seus quadris pouco fartos, tinha a cor desbotada e um pequeno rasgo disfarçado pela manta branca. A poltrona chegara um dia antes da viagem de Valdir. Ela sorri, lembrando-se daquele dia e de um fato pitoresco que ocorrera na mesma semana.

Tinha então vinte e cinco anos quando o noivo viajara para um congresso e ela resolvera levar a mãe, à época uma senhora de sessenta e cinco anos, a uma roda de viola. Recebia sempre a programação cultural da cidade, pois gostava de teatros e concertos musicais. Vestiu a camisa branca e sóbria, dando uma última olhada no espelho do quarto. Branca Álvares de Moraes era magra, branca, esguia. Tinha olhos altivos, bem contornados, lábios finos e rosados.

Achara que aquele seria um bom programa para distrair a mãe, que vivia falando das músicas do seu passado, do som da viola que gostava tanto de ouvir e que lembrava seus tempos de juventude. Branca lhe sorria meigamente tentando entender aquele saudosismo, às vezes ouvindo suas histórias de Cataguases, interior de Minas Gerais. Achava graça, mas não se imaginava sem a independência e a agitação da vida moderna e da cidade grande; tinha um bom emprego, um bom carro, um noivo apaixonado. Vivia, nessa época, a fase do tempo presente de Drummond, o tempo das "Mãos Dadas", em que o presente é tão único que parece eterno.

Era um domingo à tarde, numa tarde fria e sem cor do início do inverno. Havia um vento cortante que insistia em lhe desalinhar os cabelos sempre impecáveis. Não sabia de que lugar se tratava, antes de chegar à galeria em que se localizava o teatro, mas percebeu que o nível das pessoas começava a cair, desde o local onde deixou o carro até chegar ao destino.

Ao entrar na galeria subterrânea Soares Miranda receou prosseguir, indagando-se sobre o lugar aonde tinha ido parar: escuro e velho, cujas paredes cinzas e bolorentas pareciam frágeis, a cortina que separava o palco dos artistas era de um cetim misto num tom desbotado de lilás, amarrotada. Um dos piores aspectos, contudo, era o cheiro, uma mistura de suor envelhecido com mofo e perfume barato.

— O mal dos perfumes baratos é que, além da forte fragrância, os usuários não têm noção do incômodo que aquela dose excessiva causa ao olfato alheio. O cheiro que exalava do local era algo que ia a cada segundo ardendo mais, como se entrassem dentro da gente — disse alto, enquanto penteava os cabelos em frente ao espelho.

Branca circulou por uns instantes como se fugisse daquele odor que ultrapassava suas lembranças e parecia invadir seu quarto.

— O lugar, de Roda de Viola, deveria ser chamado roda dos feios. Eu nunca havia visto tanta gente feia no mesmo local. Os cantores sertanejos, ou caipiras, davam uma bela mostra de uma decadência lamentável. Da primeira dupla me chamou atenção o homem mais alto, vestido numa jaqueta de nylon que um dia fora branca, mas naquele momento agredia os olhos com o tom encardido. É engraçado como o feio parece afrontar os olhos, mais ainda a mim, que adorava a cor branca, do meu nome. O seu cabelo era algo como uma palha de aço distorcida, descuidado. Era difícil definir a feiura daqueles homens, cabelos desalinhados, roupas velhas e descombinadas.

Em sua mente surge, em seguida, a lembrança de um loiro de sobrancelhas amarelas, com uma brancura que irritava sua vista. Não era a brancura suave de Branca, que se destacava em sua pele aveludada; era uma cor ardida, velha. Indefiniu-se aos seus olhos. Pensou em ir embora, mas se deteve curiosa ao observar a dupla seguinte, um casal que julgou patético: ele, com um cabelo que fora moda há uma década, repicado na frente e comprido na altura do pescoço, sorriso amarelo. Ela, num modelito que intencionava ser moderno, calça jeans bordada com pedras baratas, vulgarmente justa, destacando seus culotes no movimento dos passinhos ensaiados e mal desempenhados, interpretando músicas apelativas de qualidade duvidosa para ela.

Passou a observar as pessoas na plateia, todas de meia-idade, e se perguntava quem eram elas. Solitários? Abandonados? Pareciam divertir-se e riam dos erros no meio das apresentações, ainda que aplaudissem entusiasticamente todas elas. À sua frente, dois senhores, talvez sessenta e cinco, setenta anos. Comoveu-se com o comentário de um deles quando entrou uma dupla anunciando "Velha estrada": — Essa dói no coração! — disse um deles ao seu colega da direita.

Pensando naquela afirmação melancólica, Branca se perguntou sobre o que seria a dor daqueles corações. Ficou imaginando quais seriam as recordações da juventude daqueles homens, de quando tinham a sua idade, cheios de vida e de anos pela frente, talvez bonitos, cheios de amantes e amores.

Passou a divagar sobre a mente dos idosos, pensou que depois de certa idade não se tem mais a tranquilidade de saber que ainda há muitos anos pela frente e a distração é lembrar dos já vividos. A vida passa a ser então permeada de *flashbacks*. O foco retorna aos dias da juventude, o auge da vida, das festas e dos encontros. A virilidade, o mundo sob os pés, a liberdade! É melhor não olhar para a frente agora, parece que falta pouco; é melhor também não olhar muito no espelho, pois parece estar refletindo outra pessoa.

— O que são os anos, além de tempestades silenciosas e furtivas arrasando nossos minutos, nossos segundos, nossos sonhos... — divagou com o olhar distante, ainda de frente para o espelho.

Naquele teatro decadente, ela olhava cada um na plateia. Pareciam felizes naquele mundinho precário, não só pelo aspecto financeiro, mas precário de prazer, de sonhos e esperanças. Foi em tudo isso que aquela frase fez Branca pensar, aquela frase arrancada com um suspiro do fundo da alma daquele homem. Olhara novamente para aquele estranho, pele marcada pela vida, o tempo traçado em sua face. Quais eram as lembranças que doíam em seu coração?, perguntou-se mais uma vez.

Na mesma fila de bancos uma mulher se divertia, era loira e sorridente, mas os dentes denunciavam seu aluimento, estragados e escuros. Ficou tentando imaginá-la na sua idade: quem sabe tenha sido uma daquelas loiras estonteantes que deixam os homens sem respiração quando passam. O corpo agora já não tinha formas definidas e estava bem acima do peso, o tom escuro da raiz do cabelo contrastava com a cor dourada do resto. Os olhos claros eram contornados também pelas marcas da vida daquela mulher. A pele já cansada, sem o viço da juventude, enrugando-se sem piedade.

— E os anos são assim mesmo, cruéis e impiedosos, não se comovem pela vaidade feminina, não se detêm em sua atroz missão de deteriorar a beleza de tudo que tem vida. Como retratado por Dalí em “A persistência da memória”, assim ele deteriora a existência dos seres e o tempo de cada um, só restando mesmo a persistente memória para trazer vagamente à lembrança todos os momentos de volta. E eles veem ofuscados como num vídeo velho, de imagens deformadas, enquanto nos esforçamos inutilmente para tentar mantê-las vivas, como se houvesse possibilidade de tocá-las de novo algum dia. Porém não existem mais, porque o tempo as destruiu e aos poucos nos destrói também, mas ele é eterno e assiste a tudo, nascimento e morte, nascimento e morte, a roda da vida, girando, girando, modificando-se a cada segundo seu. Cada impiedoso segundo — disse, nostálgica, sentando-se novamente na poltrona de camurça.

Branca tinha um olhar absorto no nada, mergulhado em sua amargura:

— E, nadando contra a maré da vida, chegamos a certo momento em que já o espelho não nos atrai. Nosso espelho é o de Edward James, retratado por Magritte. Não interessa mais ver nossas faces, pois denunciam outra vítima do tempo, nós mesmos...

A pequena Luzia tinha um olhar desordenado, olhos abertos e embaciados. A boca entreaberta de espanto. Olhava-a muda. Branca retorna a si, pousando seus olhos distantes na face rosada e linda da menina.

Luzia... luzia e ainda luz. Irá luzir muito. Ainda não sentiu o implacável tempo agindo sobre ela. Mas ele agora age tão devagar, tão lentamente que nem se percebe mesmo, pensa Branca penetrando fundo naquele olhar extático na garota.

A inocência ali diante de seus olhos, os cabelos negros como os de Valdir.

Valdir... vadio... vazio. Um infeliz que nunca quis encarar os estragos que a vida faz, como se fosse inerte a tudo isso. Como se não pudesse atingi-lo. "Odeio que seja tão parecida com ele, meu anjo, mas não importa, vou fingir que puxou por sua mãe, aquela ingrata infeliz como o pai", disse, apenas em pensamento, à criança à sua frente.

— Luzia, estou há um tempão te chamando para irmos embora — a mãe da pequena acabava de entrar no quarto.

Luzia corre para os braços de Vilma.

— Mãe, eu não quero mais vir na casa da vovó Branca — diz a menina, chorosa.

— O que foi, o que foi de novo, mamãe? — Vilma questiona, com certa impaciência.

— O que fiz, criança? Diga o que fiz — Branca pergunta, aflita, sem entender por que estava sendo questionada.

— Já falei, você com suas conversas deprimentes não vê que está diante de uma criança? — Vilma a repreende.

— Ora, nove anos! Com nove anos ela tem que entender o que é a vida — justificou-se.

— Com nove anos eu já morria com seu baixo-astral — acusou a filha.

— Meu baixo-astral? Eu sou baixo-astral, sim. Alto-astral é seu pai, o garotão! — respondeu, com ironia amarga. — Ele não é um garotão com sua esposa bonitona? Não, eu não, eu sou uma velha, não é? Olhe para mim, olhe para este rosto que um dia foi jovem e bonito como o seu — dizia acusadora, aumentando o tom de voz.

— Pare com isso! — Vilma pedia, angustiada.

— Olhe! — repete, autoritária. — Olhe e veja seu futuro, sua ingrata.

Vilma estava em lágrimas quando Alberto entra no quarto, atraído pelos gritos, puxando a esposa para si.

— O que está acontecendo aqui de novo? — ele quis saber. — Quantas vezes eu preciso dizer a você que viajar para ver sua mãe é estragar o fim de semana? Vamos embora, vamos embora depressa, não quero ficar mais nem um minuto nesta casa.

— Vão me deixar sozinha de novo? — Branca pergunta baixo, os olhos já voltando a demonstrar a aflição tão incômoda de ver.

— Já vamos e agora não...

— Já sei, já sei, não sabe quando ele deixará você voltar — Branca interrompe a filha. — Ótimo, pode ir, vá depressa, estou acostumada à solidão. Mais alguns meses sem ver ninguém e sem ninguém me ver. Vá tranquila, querida, vá cuidar de seu casamento. Não quero que se torne uma largada como eu. Vá de uma vez.

Quando a porta se fechou, os *flashbacks* voltaram. As lembranças de uma vida inútil, pensou. Branca sorriu, o sorriso branco e vazio. Olhou mais uma vez para as paredes frias do quarto solitário antes de pegar sua bolsa e seguir para o lugar de sempre.

Domingo à tarde, uma tarde fria e cinza, descolorida pelo tempo nublado. Um céu encardido, sem sombras do azul. Galeria Soares Miranda. Idosos e pobres decadentes sentados, aguardando o início da roda de viola, os cantores caipiras se preparando. Ouvem-se os risos e sente-se o mesmo cheiro lancinante, característico do local.

Um ruiva com a boca pintada de vermelho e muito pó facial para disfarçar as marcas da idade sorri acenando:

— Vem, Branca, reservei um lugar para você.

Inicia-se mais uma roda de viola, entoando a roda da vida.

LUZERNA

Pela manhã, caminhava pelos bosques aluados; à noite, corria fera transbordando paixão intensa, derramava a essência que sobejava de uma energia plena, descontrolada. Imensos, longos, os fios negros de seus cabelos lambiam o vento. Serenava lua pelos lagos beijados, deitava criança e, transbordando vida, esparzia a carência que reclamava de um excesso de vida, insaciada.

Vermelhos, vultosos, os lábios beijavam o vento. Mas era vida demais para ser compreendida, de modo que transbordou, transbordou qual o rio na cheia, inundou os homens e as mulheres da aldeia e desaguou no mar, tornando-se imensa.

DORMINDO COM O SILÊNCIO

Um súbito medo invadiu seu quarto, seu silêncio, sua solidão. Sentiu-se zonza com tanta cobrança, sentiu-se ilhada dentro de sua própria casa, que era seu eu. Correu até o armário e vestiu um vestido que não era seu. Encontrou-se consigo mesma diante do espelho, aos quarenta e sete anos de idade. Uma idade que não era sua, não se lembrava de ter passado tão rápido. Olhou para a cama, onde dormia um esposo que não era o seu, ele não costumava dormir assim tão depressa. Costumava ficar horas em silêncio a olhando e, às vezes, quando acordava de madrugada, ele estava ali, com os olhos fixos nela, velando seu sono.

"Não, não mais. Quem dorme comigo senão o silêncio? Quem foge de mim senão as respostas que procuro?"

Numa daquelas noites o achara lindo. Vitória contra o chefe, aumento de salário, os planos seriam colocados em prática, o apartamento seria concluído e a casa na praia ficava mais próxima. Cheio de sorrisos e sonhos a rodopiara. Parecia que tinha sido agora, pois ainda se sentia zonza. Entretanto, a vida rodopiara demais e a desequilibrara. E aquela noite... aquela noite tinha sido há muito tempo.

"Metade de mim ficou adormecida, metade clama por ajuda, quer viver, quer sentir a pele quente como se por debaixo dela corresse ainda o sangue da vida."

O esposo dormia, sereno, alheio. Como era mesmo seu rosto na juventude? Esforçava-se para se lembrar, mas não conseguia mais o imaginar sem aquela ruga aprofundada na testa, marca de sua constante preocupação com os negócios. Também não conseguia mais lembrar da textura de seus cabelos antes daqueles fios embranquecidos, pois nunca mais os acariciara como costumava fazer... há quanto tempo mesmo? Em que ocasião? Já haviam mudado para aquele apartamento maior ou ainda moravam no apartamento anterior, de frente para outras tantas janelas, de outros tantos estranhos, trancados em mundos alienados como os dela?

"Não tenho direito", pensa, depositando o pente que alisara os cabelos sobre a cômoda. *"Ou tenho? Aqui dentro me sinto apagada, uma parte a mais do apartamento, um quadro, uma cômoda, um livro da estante."*

Contudo, no mundo que criara, sentia-se ardente, sensual, como se aqueles quarenta e sete anos não fossem exatamente quarenta e sete anos. Perdiam peso, ficavam leves, a carne enrijecia, as marcas se atenuavam. Era uma desconhecida, capaz de instigar mistério; mas onde foi que o mistério entre ela e o esposo se perdeu?, pergunta-se ainda mais uma vez.

Caminha devagar pelo quarto, o esposo ainda dormia, a madrugada avançava cada vez mais. Se dormisse, o dia chegaria mais rápido e então veria o amante novamente. Àquela hora deveria estar também ansioso, impaciente, desejoso de estar com ela. Vai até a varanda sentindo a brisa da madrugada, respira suave, fecha os olhos, mas não queria pensar nele agora, queria senti-lo apenas na tarde seguinte, no horário em que sempre se encontravam.

— Eduardo, lembra-se da última vez que disse que me amava? Não foi no navio, quando fizemos aquele cruzeiro até Salvador? Não lembro também, aliás, eu era tão jovem, aquele biquíni amarelo nem me serve mais, mesmo porque agora você diz que biquíni não fica bem em mim. Você sempre fala que estou acima do peso, você disse também que não tenho mais idade para usar biquíni... — Ela dá uma pausa pensativa. — Você diz tantas coisas... ou será que são as lembranças das últimas coisas que você me disse? Afinal, não conversamos há tanto tempo. Lembra-se de quando nos sentávamos na varanda e íamos até alta madrugada jogando conversa fora? Costumávamos rir juntos naquela época. Não importa mais.

Ela sorri, encerrando seu monólogo. Gostava de ficar sozinha com a madrugada, sozinha com seu silêncio, suas divagações. A noite lhe fazia companhia e despertava-lhe sensações que lhe recordavam de que era uma mulher, e uma mulher é sempre tão cheia de divagações... Cheia de perguntas sem respostas, anseios não correspondidos, incapazes de ser compreendidos por um homem.

— Hoje em dia você acha que eu sou apenas uma dona de casa que esqueceu de ser mulher, não é, Eduardo? Esquecida das sensações que podem ser provocadas dentro de mim, mas não sou, meu esposo, vou mostrar a você. Não, vou mostrar a mim mesma.

Boceja. Os olhos começavam a pesar e o relógio em cima do criado-mudo marcava quatro horas e um minuto.

— Quatro e um. Vou me deitar, mas não me procure, não quero fazer amor com você, não insista — diz, tirando o vestido e deitando-se ao lado dele, que seguia num sono pesado e profundo.

Encosta-se de leve ao corpo do marido, movimenta-se lentamente roçando-se nele. Eduardo movimenta-se também, virando-se para o outro lado, e sua respiração fica suave de novo. Dormia.

De manhã o sono dela é pesado, e não se despede de Eduardo, que sai cedo para trabalhar. Há muito tempo já não levantava junto com ele para fazer-lhe o café e ele também já não se importava, pois tomava café no escritório ou passava na panificadora e sentava-se junto com o sócio para o café da manhã.

Desperta depois que ele vai embora, afunda-se durante quase uma hora na banheira cheia de sais perfumados. Espalha a melhor loção hidratante no corpo, vai ao salão arrumar os cabelos, volta para casa, coloca o vestido azul de tecido leve, as alcinhas sensuais que ele derrubaria sem querer e deixaria os seios quase à mostra. Sorri com seus pensamentos loucos, enquanto desliza o batom sensualmente pelos lábios. Encara a mulher diante de si, arrisca um olhar sensual, sentindo-se forte e sedutora. Escolhe os brincos dourados para destacar sua pele clara, e o colar de pedras delicadas deveria dar-lhe um ar discreto, afinal, não podia escancarar para o mundo o amor tórrido que vivia.

Caminha cuidadosa até o carro, dirige para a biblioteca, onde entra com ar dissimulado, como um culpado que sente os olhos acusadores e desconfiados sobre si. Não encara ninguém e vai direto à sala onde ele a esperava todos os dias.

Sente a respiração ficar mais forte quando entra na seção de literatura, desvia depressa o olhar, sentindo-se invadida pelos olhos gulosos dele, ali em silêncio na sua mesa, explorando-a através dos óculos que lhe conferiam um ar intelectual. Gostava de conversar com ele sobre história, filosofia e literatura, gostava de vê-lo admirado com o conhecimento que ela possuía de todas as obras de Flaubert, Goethe, Nelson Rodrigues e tantos outros. Tira Madame Bovary da estante e senta-se à mesinha de sempre, a mais discreta, cercada de estantes, na posição estratégica para que ele pudesse vê-la.

Entrega-se mais uma vez à leitura que já sabia de cor e esquece o mundo real. Só existiam ela e seus delírios, ela e seu amante. Sente o peito subir e descer mais rápido, quase aflito, era como ele a deixava quando fixava os olhos nela com aquele sorriso malicioso. E, como sempre, ele levanta-se lentamente quando vê que a sala fica quase vazia, com uns poucos leitores tão concentrados em seus livros que não viam nada ao redor.

Agora ouvia os passos lentos fazendo um barulho suave na madeira, sabia que ele se aproximava e sua respiração quase foge do controle quando ele toca-lhe os ombros, empurrando propositadamente a alcinha fina no vestido, ficando-lhe os ombros e o contorno dos seios à mostra. Fecha os olhos deixando que ele acaricie seu pescoço, sua nuca, ombros... Sente suas mãos descendo provocantes pelas suas costas, aproveitando-se da fenda do vestido; depois ele sobe, volta à nuca, passa pelos ombros, desce pelos braços e sobe, descendo lentamente até tocar-lhe mais audaciosamente enquanto já abaixava-se até ela, explorando seus lábios num beijo ardente e voluptuoso.

"Isso é loucura, é loucura, alguém pode chegar", dizia aflita e, ao mesmo tempo, excitada com o perigo.

"Dane-se o perigo", ele respondia, puxando-a e colocando-a sobre a mesa, indiferente ao risco de serem pegos, de ser despedido, de serem descobertos. Nada importava quando o desejo entre eles ultrapassava todas as barreiras da razão. E ali mesmo, naquela mesa, sobre Madame Bovary, o amante ardente a possui num momento louco e insano de entrega total um ao outro.

Ela permanecia com os olhos fechados, deixando que a respiração acalmasse devagar. Como era bom poder deixar o corpo respirar e acalmar-se depois do prazer! Sentia uma paz indefinível, sentia-se realizada, mulher. Não, naquele momento não tinha quarenta e sete anos, tinha no máximo vinte e sete e estava no auge de sua sensualidade. Não queria que aquele momento acabasse nunca mais, a não ser por aquele chamado insistente e inconveniente atrás de si, mas não era com ela, não podia ser.

— Senhora — a voz insistia — senhora!

Senhora? — pergunta a si mesma, aborrecida, despertando de seus delírios. Olha impaciente para a estagiária à sua frente.

— Desculpe-me, mas é que a biblioteca está fechando.

— É mesmo? Eu... me perdi no horário de novo? — perguntou, sem graça.

— De novo. Desculpe, detesto vir tirá-la de sua leitura todos os dias, é que se concentra tanto que não vê mesmo a hora passar — a jovem lhe sorri.

— Claro, eu é que peço desculpas — diz, levantando-se depressa.

Olha para a mesa principal, que já estava vazia. O bibliotecário que ali se sentava todos os dias já tinha arrumado seus papéis e ido embora, ela nem fazia ideia havia quanto tempo.

Levanta-se, sem graça, acenando para a jovem que sempre a olhava intrigada, e sai, dirigindo-se para casa, onde um estranho a esperava para jantar.

DESNUDA

Hoje acordei rainha e desfilei graciosamente ao som de Ravel. O tapete vermelho bordado com fios de ouro se estendia longo sob meus pés. Meu sorriso, sempre discreto, digno de uma rainha adorada por seus súditos, desejada por seus amantes, endeusada por seu rei.

Ontem eu era uma doutora requisitadíssima, chefe do grupo cardiológico do hospital Doutor Morales de Abreu. Doutora, doutora, cirurgia de emergência, paciente do quatrocentos e cinco. Doutora, parada cardíaca no trezentos e quatro, precisamos urgente de sua intervenção. O título me fazia bem e, quando entrava, alta e imponente sob o jaleco branco, todos os olhares voltavam-se com respeito.

Eu era assim, quase Deus. Algo me dizia que não havia por que sair cumprimentando todo mundo. Como no dia em que fui empresária, assumindo o cargo de diretora-superintendente do Grupo Gouveia Sales. Era bom sentar naquela mesa suntuosa de seis metros e setenta e cinco centímetros de puro mármore, na posição em que eu ficava: de frente para dezoito homens e duas mulheres voltados para mim cheios de respeito e despeito, admiração e ódio. Um ódio que me causava espasmos de prazer, principalmente quando eu passava impecável sobre o salto-agulha e o vestido Chanel de caimento perfeito pelas secretárias, que me obedeciam e engoliam todos os dias.

Isso me lembrou o dia em que eu era top model de uma das marcas mais badaladas do país e do mundo. As pernas alongadas, a pele impecável e os cabelos que caíam macios como a seda. Os olhos masculinos se enchiam e os femininos se feriam diante da minha beleza. Ser linda, o que é ser linda... ter todos a seus pés, paralisar o ambiente quando se entra. Ah, ser linda às vezes é até cansativo. Ganhar tantos presentes caros, cartões, convites, festas, badalações, minha cabeça às vezes girava com tanto brilho ao meu redor.

Foi assim quando fui estrela de Hollywood. Quase enlouquecia com tanto assédio, sem poder sair às ruas sem ser fotografada ou abordada por um pedido de autógrafo. Por vezes não suportei me ver por todos os lados, na TV, nas melhores e piores revistas, no jornal, nos outdoors. Olhava aquela criatura que tinha o meu rosto e não era eu, era uma imagem.

Da mesma forma que eram uma imagem todas as minhas fotos, os meus CDs, quando fui uma cantora famosa. Minha voz tinha o dom de calar outras vozes, hipnotizava meu público, que depois entrava em êxtase aplaudindo, assobiando, delirando só porque eu, quase mortal, estava ali, inatingível por detrás de um microfone que espalhava meu canto. E aquela voz que eu ouvia não era minha, saía de mim, não para mim. Tudo que eu dava ao mundo, meus créditos, meu talento, minha beleza, minha imponência, nada me vinha de volta, mas eu tinha de dar o que ardia em mim, a fome de mostrar que existo e existir de todas as formas possíveis.

Agora, escritora, escrevendo esse monte de bobagens, sou eu que sinto uma sensação de que estou saindo de mim para mim mesma, tudo volta, eu sopro e engulo, escrevo e guardo, meu segredo está a sete chaves porque a fechadura da porta se move, ouço nitidamente as chaves se movendo. Acho que é ele, o meu amante secreto vindo sedento de desejo para ver em mim a doutora, a rainha, a modelo, a artista de mil faces, a mulher.

Com ele, eu sou apenas isso, a mulher, mulher em toda a extensão de sua intensidade, tão profunda que dói na alma, na pele, numa excitação que percorre todo o meu corpo que nem é tão longo assim, mas ele alonga com seus olhos gulosos, com seu jeito de me dizer que sou a mulher mais linda do mundo. Sorrio sozinha, meu sorriso brilhante, hoje vou ser mulher, já passei pelo prolongado banho de imersão, repleto de sais e rosas, deslizei sensual o óleo pelo corpo, a gota do Chanel entre os seios. Meu coração vibra, agora serei apaixonada, de uma paixão tão intensa que chega a ferir.

Ouço seus passos, ele se aproxima, provavelmente trouxe rosas, champanhe e uma joia. Estou repleta de joias, de rosas que perfumam meu interior cheio de sonhos. A porta do quarto se abre, fico imóvel, ele me olha, vai me dizer as palavras certas, hoje vou ser mulher, vai me engolir como um animal, hoje vou ser mulher, aguardo o momento. Ele me olha agora, faz um segundo que abriu a porta, faz um século que divago. Seus lábios se abrem, é o desejo que vai se manifestar, hoje quero apenas ser mulher.

— Mulher — ele diz — quero jantar. — E vai para a cozinha.

Minhas pernas se desalongam, meu cabelo se prende num amarrado improvisado deixando à mostra meus brincos de lata, meu salto achinela, meu rosto se desmaquia, meus olhos desbrilham e meu avental me veste. Agora sou eu de novo, desmulher.

REPARTIÇÃO

De repente, Ana sentiu-se desconcertada naquela sala comercial, cheia de "diferentes robôs idênticos". Olhou com desprazer para o subchefe, gordo, calvo, sempre a examinando por debaixo dos óculos. Não conseguia falar mais de dois segundos sem descer os olhos até seus seios; dar-lhe as costas causava, então, uma sensação mais desagradável ainda. Só de imaginar aquela baba no seu traseiro sentia náuseas.

Tinha também o subgerente: transformava-se em outra pessoa na ausência do seu superior, erguia as sobrancelhas e mudava o tom de voz fingindo para si mesmo que era o poderoso chefão da empresa. A subsecretária, a secretária júnior, era a eficiência em pessoa, um pouco atrapalhada. No entanto, era divertido vê-la se bater inúmeras vezes nas mesmas mesas, nos mesmos armários.

Excepcional mesmo era a secretária executiva, imponente, deslumbrante. O chefe, o chefão mesmo, ficava pequenininho na sua presença, olhava para ela quase suspirando. Ana ficava a imaginar os dois naquela poltrona enorme, fazendo balanços sobre a situação da empresa. Quando se demoravam demais, passando do horário de expediente, no dia seguinte ela sempre aparecia com uma joia nova, que ela jurava ser bijuteria, mas não era, não. Intrigante, no entanto, era ver os abraços e beijinhos carinhosos trocados entre ela e a esposa oficial. Às vezes Ana se perguntava de onde vinham tantos assuntos para ficarem horas tricotando no café.

Já a copeira poderia ser invisível se não fosse o fato de Ana ter encontrado o bilhete que ela esquecera sobre a mesa do contador, o sujeito repugnante que se entretinha com a inocente nas horas vagas, mas oficialmente desfilava com a namorada, cujo sobrenome, Medeiros, já lhe conferia algum status. Ah, Medeiros é o mesmo sobrenome do chefe, não do sub, do chefão mesmo.

Ana senta-se atordoada, observando todos aqueles sujeitos que se amavam e se bajulavam frente a frente, mas logo corriam para ver quem conseguia derrubar o outro primeiro. Queriam se matar, na verdade, mas sorriam uns aos outros como se fossem todos uma família. E por falar em família, o jantar de confraternização era a maior tortura. As mensagens... O que eram as mensagens! Cooperação, sucesso, motivação! Vamos vestir a camisa da empresa, vamos crescer juntos! Mas por que, então, meu salário não cresce junto também? Ana se perguntava, indignada, olhando a pilha de papéis sobre sua mesa e as mensagens diárias tão diferentes daquelas dos dias de confraternização:

— Ainda não, Ana? — ouvia aquela pergunta com frequência do subchefe, do subgerente e de todos os subs que queriam fazer moral para seus superiores. — O que ficou fazendo até agora? Tem que ficar esperta. Não trabalhou direito, tem dez na porta para entrar no teu lugar.

— Pois então que entrem — respondeu baixinho, mas tão baixinho que, mesmo que ele ainda não tivesse saído, não teria ouvido.

Hipocrisia extrema, materialismo angustiante, queria dar um basta, mas as contas sobressaltavam da mesa aos seus olhos. Ficava. Porém a mesma cena diante de si a angustiava naquela tarde em especial. O sistema de ar condicionado em manutenção, a sala quente, aquelas pessoas todas respirando o mesmo ar e falando sem parar, todas as vozes pareciam estar num volume muito mais alto que o normal.

— Não, não quero mais — disse, esfregando os olhos. — Não quero, não quero mesmo — Ana começou a rir sozinha, repetindo seus lamentos consigo mesma. — Não quero, não quero... — e foi deslizando.

Deslizando ou diminuindo? Não sabia ao certo, tudo ficava maior ao seu redor, e aquele barrigão horrível do seu Almeida era gigante agora! Mas gigante mesmo era o traseiro da poderosa "quase" primeira-dama. E gigante era também o teto que desabava sobre sua cabeça.

Acordar às seis, levantar como um zumbi, um banho rápido para não se atrasar, um cafezinho preto para não ir de estômago vazio, uma esquentadinha no motor... Bem, um pouquinho mais, já que o carro era a álcool. Primeiro sinal, segundo sinal, a buzina, distraíra-se de novo. Gente apressada! Terceiro sinal: vai uma balinha aí, tia? Quarto sinal, em cima da faixa: sua barbeira, quer me atropelar, é?

— Estou estressada, preciso de férias — não sabia se havia dito aquilo ou se eram seus pensamentos de sempre.

— Atrasada de novo, Ana?

Aquela fumacinha sobre a cabeça do seu Almeida tinha um cheiro ruim.

— Só cinco minutos — justificou.

— Só cinco minutos? Só cinco minutos?! E quanta coisa você acha que pode ser feita em cinco minutos? — ele tinha dito mais uma vez antes de lançar os olhos novamente para o decote da sua blusa.

Ana levou a mão ao nariz num impulso:

— Uma escovada nos dentes de vez em quando não lhe faria mal — disse para ele, mas naquele mesmo tom de voz imperceptível.

Seis horas, bater o cartão e voltar a trabalhar, ainda tinha serviços pendentes, mas nada de fazer hora extra. Estavam proibidas. Quase sete, trânsito, primeiro sinal, não deu tempo de passar no verde, segundo sinal, carros fechando o cruzamento, terceiro sinal...

Ah, chegar em casa... Tão silencioso! Escritório: a luminária é gigante como o sol, e aquela roda gigante era a rodinha da cadeira? Doce lar. Tem alguém em casa? Ela ri sozinha, sabia que não. Nenhum par de meias pelo chão. Onde estava Jonathan? Jonathan? Não havia morrido? Ah, sim, nos braços de Suzana. Suzana? A melhor amiga? Não havia morrido? Ora, nos braços de Jonathan. Jonathan e Suzana, não tinha deletado aquele arquivo? E por que estava ali agora?

O chefe também estava ali, gigante, e a baba era gosmenta, havia umas cracas na careca, agora pareciam mais nítidas. A subcontadora e a subadvogada também se sentavam à mesa, a subcopeira. Subcopeira? E ela, que sub era mesmo? Já nem se lembrava mais. A subauxiliar de serviços gerais também vinha para o banquete. Havia muitos subs sentados à mesa. Ana quase desaparecia agora, o prato do dia era ela mesma, mas estava tão pequenininha que não daria nem para a entrada.

O GRANDE NINHO

Tinha morado em apartamento sua vida toda, exceto nos primeiros sete anos, época em que os pais tiveram uma casa em uma cidade pequena do interior do Mato Grosso. Lembrava com saudades dos tempos em que podia brincar, correndo descalça com as outras crianças pela rua. O quintal também era grande e lhe permitia soltar a imaginação, criando brincadeiras novas todos os dias.

Mal tinha se acostumado à escola quando o pai foi transferido e mudaram-se para São Paulo. Naquela época a jovem ainda nem sabia qual era de fato a diferença entre os dois ambientes, interior e cidade grande. Entretanto a mãe aprendeu logo, e era muito apreensiva e cuidadosa ao extremo: não converse com estranhos, não aceite nada de estranhos, segura na minha mão para atravessar a rua, não abra a porta para ninguém, não saia de casa sozinha.

E assim foi criada cheia de cuidados, como a maioria das garotinhas da sua idade. Mas a garotinha cresceu e se tornou independente, fez faculdade, formou-se como arquiteta, comprou seu próprio apartamento e se casou. Nessa época já não morava mais perto dos pais, pois passara num concurso público, o que a obrigou a mudar para o sul do país. Ali, na cidade de Porto Alegre, comprara o apartamento sozinha, mas, após o enlace, mudou-se para o apartamento do esposo, já que era um pouco maior. Apesar disso, o que realmente queria reconquistar era a alegria da infância, a liberdade de morar em uma casa, com quintal e um pouquinho de grama.

Como ela e o esposo haviam sido sempre sozinhos, e por terem ambos sentido a solidão de serem filhos únicos, decidiram que queriam uma casa cheia de crianças. Para isso, passaram a economizar tudo o que podiam a fim de que esse sonho logo se tornasse realidade. Deixaram de viajar e diminuíram os jantares semanais para parcos jantares mensais, teatro, quase nada, e concertos, raramente.

O passatempo preferido da esposa agora era projetar a futura casa. Até mesmo o jardim externo já estava no desenho, e muito importante era o lugar reservado para a árvore: queria muito uma árvore fazendo sombra na lateral. Nos fundos, ao centro, faria um pequeno *playground:* um balanço duplo, um escorregador pequeno para que os filhos não se machucassem, e a gangorra para que pudessem se olhar enquanto brincavam. Na lateral direita, um banco de balanço fixo numa estrutura de madeira, onde se sentaria com o esposo para observarem as crianças ou simplesmente namorarem um pouco depois que os pequenos se tivessem recolhido. Do lado esquerdo a churrasqueira, para estarem sempre cercados de amigos. No térreo, fazia questão de uma cozinha ampla, e a sala de jantar teria que comportar uma mesa para seis cadeiras. No segundo piso ficariam os quartos, e o ático abrigaria a sala de estar íntimo, onde se reuniriam para assistir a filmes com as crianças, que seriam liberadas para fazer bagunça à vontade com grandes baldes de pipoca.

Sonhadora, sorria sozinha, imaginando quando enfim os projetos sairiam do papel e o casal estaria inaugurando a sonhada casa. Mudou os desenhos algumas vezes, mas apenas para poder passar mais tempo com eles. Intensificaram a jornada de trabalho para que pudessem juntar mais dinheiro e cortaram quaisquer gastos supérfluos. O marido até nem considerava as idas ao teatro ou um jantar como superficiais, mas ela achava urgente guardarem o que pudessem e, assim, deixaram de lado a vida social.

Compraram o terreno. Começaram a erguer a casa, nada exagerado, apenas o tamanho ideal para a família grande que pretendiam ter. Ela até tirou licença do trabalho para poder acompanhar o andamento de perto e ter certeza de que tudo ficaria perfeito, conforme seus projetos. Mal podia acreditar quando viu o parquinho ser erguido. Sentiu-se profundamente emocionada com a chegada da cadeira dupla de balanço!

Quando ficou pronto o segundo andar, dirigiu-se, ansiosa, para apreciar a vista da tão sonhada varanda na suíte do casal, onde se sentariam tarde para apreciar as noites de lua cheia. Naquele momento olhou em direção à rua e percebeu que um homem que passava lá fora ergueu os olhos para vê-la, e então desfez o sorriso imediatamente.

Saiu da janela e achou melhor subir mais um pouco o muro antes de se mudarem. No entanto, continuou incomodada com a ideia de que alguém pudesse observá-los de fora enquanto se sentassem tranquilos na sacada. Assim, preferiu utilizar aquele espaço para um armário embutido e deixou apenas uma janela, mas fez questão de vidros escuros.

Quando finalmente o ático ficou pronto, acabou trocando a grande fachada de vidro que planejara por uma janela retangular um pouco mais alta e estreita, com vidros escuros, a fim de que não corressem o risco de ser observados. Apesar de o lugar ser um bairro residencial antigo, formado por casas tradicionais, ela achou que, ainda assim, corriam o risco de uma construtora vir um dia a comprar um dos imóveis da vizinhança e subir um prédio alto no terreno. Era muito minuciosa e acreditava que todas as hipóteses deveriam ser cogitadas; não queria que sua casa fosse espionada por vizinho algum.

Mudaram-se. Então, começou a despertar neles de novo o plano de ter muitos filhos. Agora estariam prontos para recebê-los com conforto e segurança. Conforme combinaram, ela marcou o médico, fez os exames, mas não deixou de tomar os anticoncepcionais, embora não tivesse contado ao esposo. A verdade é que queria investir um pouco mais em segurança, então instalou grades na janela.

Consideraram que agora estavam bem protegidos. Porém, ela achou melhor colocarem um portão eletrônico, a fim de que não tivessem de descer do carro e ficar expostos cada vez que entrassem e saíssem da casa. Entretanto, para garantir que ninguém os estaria seguindo, achou que seria sensato colocar câmeras, de modo que quem estivesse dentro pudesse cuidar de quem entrava.

Um dia observou o jardim frontal, achando que as flores não estavam tão bonitas quanto deveriam. Constatou que o muro estava tão alto que talvez impedisse um pouco o calor do sol na casa. A cozinha também ficou gelada, mas se sentir em segurança com os filhos compensaria o sacrifício.

Apesar dos muros altos, ficou incomodada ao ver o caminhão de mudança dos vizinhos do lado esquerdo. Isso porque, depois que eles se mudaram, percebeu que o muro que cercava a casa deles não era tão alto quanto o seu, de forma que havia o risco de alguém, vindo da casa vizinha, conseguir pular para dentro de seu quintal. Esperou mais um pouco para largar as pílulas, pois achou prudente cercar os muros com arames farpados, e, mais tarde, investiu também em uma cerca elétrica.

O esposo estranhou a demora para a gravidez e sugeriu que fizessem um acompanhamento médico, ao que ela o tranquilizou, dizendo que estava tudo sob controle e que o filho viria no momento certo. A verdade é que não tinha muito dinheiro para o enxoval, pois acabara de investir em uma portaria eletrônica que tinha contato direto com uma empresa particular de segurança. Precisava ter certeza de que seus filhos ficariam totalmente seguros dentro de casa antes que eles viessem ao mundo.

Então, naquela mesma semana, estava chegando em casa e ligou ao esposo, como sempre fazia, para comunicar que em três minutos abriria o portão e entraria, porém ele não atendeu. A esposa insistiu, insistiu, dando voltas pela quadra a fim de dar tempo para que ele retornasse. Finalmente seu telefone tocou e reconheceu o número do marido; atendeu depressa, mas não foi a voz dele que ouviu, e sim de um socorrista do corpo de bombeiros. Naquele dia ele não a esperaria entrar, pois morrera atropelado por uma bicicleta ao atravessar a rua. O fato é que, quando foi jogado contra o meio-fio, batera a cabeça e não conseguiram salvá-lo.

Acidente tolo, pensava ela, perdida em seus pensamentos nos dias que se seguiram. Como alguém morre atropelado por um ciclista? Tantos cuidados com a segurança, mas e da segurança no trânsito? Quem cuidava? O fato é que vagava de um lado a outro da casa, revendo os cômodos que mobiliaram juntos, a mesa grande na qual se sentaria sozinha e o sofá confortável na sala de estar onde não se cercaria de filhos para assistir, pois o marido se fora, e, com ele, todo o sonho de ser mãe, de encher a casa.

Como deixaram de sair para guardar dinheiro, também não tinha amigos agora. Tampouco tinha para quem ligar quando estivesse chegando em casa, de modo que preferiu não sair mais, ficaria mais segura ali dentro. Foi nesse momento que olhou a frondosa pitangueira na lateral da casa e, chegando à conclusão de que alguém poderia usá-la como acesso ao seu jardim, decidiu que era melhor livrar-se dela depressa.

Nessa mesma semana olhou pela câmera e reconheceu os pais, já com idade avançada, aproximando-se para visitá-la. Quanto tempo não os via! Sentiu uma leve nostalgia, uma sutil vontade de tocar-lhes as faces. Mas fez silêncio, preferiu que pensassem que ela havia viajado, pois ninguém poderia garantir que não tinham sido seguidos, de modo que, se abrisse o portão para eles, poderia estar abrindo o portão a algum malfeitor também. Sentiu pena deles ao vê-los, finalmente, desistir e partirem. Sentiu mais uma vez certa vontade de tocá-los também, mas seria melhor daquele jeito, pois todos estariam mais seguros.

Não atendeu mais a nenhum telefonema, porque achava que alguém mal-intencionado poderia estar sondando para ver se ela estava sozinha e então sequestrá-la, até que chegou o dia em que os telefones pararam de tocar. Entretanto, todo aquele silêncio começou a preocupá-la, e projetou uma casa mais protegida. Colocou mais câmeras, o que não lhe deu total segurança, então foi aumentando as cercas elétricas e de arame farpado, e sua casa virou um ninho todo fechado.

Receosa de que arrombassem o portão, preferiu soldá-los por dentro. A casa era tão grande que achou mais seguro desativar o primeiro piso e mantê-lo constantemente fechado. Mudou-se para o segundo, mas ainda temia ser vista mudando de um quarto para o outro. Começou a usar somente o ático. Sentava-se sozinha no grande sofá, as luzes apagadas. No chão, o desenho original do projeto da casa, amarelado; no projeto, um casal se balançava enquanto observava duas crianças de frente uma para a outra na gangorra e outras duas corriam se revezando entre o balanço e o escorregador. Às vezes parecia que conseguia ouvir o barulho de risadas. Não seria melhor recolher as crianças? Mas que crianças? Lembrou-se de que nunca as tivera. Temeu não ser sua imaginação e preferiu cerrar a janela do ático por dentro também.

Encolheu-se novamente em seu casulo e adormeceu, pequenininha, quase imperceptível naquele enorme ninho de arame farpado.

DESCONSTRUÇÃO

Bom dia, por que está se enfeiando tão tarde? Tenho que me desaprontar depressa para um encontro com meu ex-futuro marido, vamos tomar café com bolachas. Pensei que já estivesse separada. E estou, por isso iremos nos ver, estou tão infeliz. Ainda bem que tudo está correndo mal. Acho que agora tudo caminha para o fim, e essas desformas do meu corpo me reconfortam quando me reflito. Desde que desengravidei sinto que desnasço a cada dia. É meia-noite e o sol está mais brilhante do que nunca, sou uma fera desferida no meio do espaço cheio de limo. A vida me desnuda. Esse perfume tem um delicioso cheiro de nada e nada melhor do que não sentir absolutamente nada. Agora caminho para trás e de costas minha imagem no espelho me diz adeus. Que bom, estou chegando... Desço as escadas até o último andar e apago a luz para desenxergar melhor. As horas retrocedem depressa, o café está frio, a bolacha está velha e há uma ruga de preocupação no seu rosto. Dessinto-me e desfaço-me a cada encontro. Há um redemoinho em minha cabeça, melhor dispensá-lo depressa, poucas horas para o fim do encanto, o tic-tac do relógio é três vezes mais alto em meu ouvido. Há um homem do outro lado da rua esperando por mim, num prédio antigo de três andares; ele mora no terceiro e tem-se que subir de escadas. Agora ele me desobserva da janela, cansado de me perder todos os dias. Vejo-me subindo as escadas, estou de longo, mas o prédio está na contramão e por isso me desaproximo. Corro para casa e chego afobada novamente de frente para o espelho. Que alívio, eu ainda estou ali, de costas para mim.

O ÚLTIMO SONHO

Lá vem ela de novo, pensava o bicheiro cada vez que via a senhorinha se aproximando, sorrindo tranquila seu sorriso cheio de janelas. Se não fossem as dezenas de linhas, profundas marcas da vida, da longa jornada neste mundo, seria como uma mocinha. As costas arcadas não pareciam pesar, tal era sua disposição. Vinha todas as manhãs por volta de dez horas fazer sua fezinha. Descansava o corpo magro e frágil no caixote improvisado que ela mesma havia trazido; é que demorava a se decidir por qual bicho, primeiro tinha que contar o que sonhara.

Zé do Bicho, como era conhecido, acostumado àquela figurinha ímpar, gostava de observá-la enquanto ela fazia sua narração. Algo que marcava eram os olhos, olhos muito verdes, lindos olhos quase escondidos por trás da pele sem viço, um olhar de um brilho intenso naquele rosto onde já não cabiam mais rugas. O olhar... Apenas um olhar para tentar remeter ao que fora um dia. Aguçava a curiosidade do bicheiro, que tentava imaginar qual teria sido a cor original dos cabelos agora bem esbranquiçados e alinhados por um lenço de cor vermelha, cuja estampa já desbotada ainda coloria seu visual. Era vaidosa Dona Menina — foi assim que ele acostumou a chamá-la depois que se tornou presença constante naquele ponto da famosa Rua XV de Novembro, no centro de Curitiba.

Presença pontual que, com o passar do tempo, aproximava-se mais devagar, os passos cada vez mais carregados e a respiração que denunciava cansaço. No começo chegara falando sem parar; nos últimos dias, no entanto, sentava primeiro, soprava a própria face e respirava antes de começar com a mesma frase:

— Hoje eu sonhei um sonho engraçado...

O apontador de bicho, ainda que não dissesse nada, estava sempre atento às suas histórias: Cachorro. É gato. Vaca na certa. Borboleta na cabeça. Avestruz sem dúvida nenhuma. E assim ele interpretava seus sonhos, sem acertos, porém. Ela também tinha suas manias, nunca dizia adeus.

— Adeus não, seu moço — ela corrigia — adeus é *pra* sempre, *manhã eu vorto.*

Disse já no primeiro dia, em seu português coloquial. E voltou mesmo, pontualmente, durante os meses seguintes, período em que foi, aos poucos, fazendo parte da rotina daquele homem tão reservado. Sujeito simples, que trabalhava ali no seu ponto, sem incomodar ninguém, escondendo-se de vez em quando da polícia, afinal o jogo do bicho não é legalizado.

— Mas não sou contraventor — ele logo dizia quando questionado sobre sua profissão. — Estou trabalhando, completava.

Outras vezes, escondia-se do olhar preconceituoso das pessoas ao vê-lo fazer o jogo com os pés. Não gostava de falar de si, de sua história, de como perdera as mãos. Era normalmente sisudo, mas a tal senhorinha era tinhosa, fazia-se de desentendida e sempre voltava a fazer perguntas que a levassem a alguma conclusão sobre a história de vida do bicheiro:

— No que você trabalhava mesmo? Operador de máquina? Onde mesmo? Madeireira... Então você se machucou na serra — concluiu.

Como ele nada dissera, ela entendeu que concordara, porém permanecia intrigada e tinha sempre um jeitinho todo especial de voltar ao assunto:

— Fiquei encafifada com esse causo que *num* me sai da cabeça. Como *arguém* perde as *duas mão* na serra...

O pobre homem suspirou fundo, não escaparia da curiosidade de Dona Menina:

— A mão direita perdi na serra, trabalhando — ele, então, desandou a falar. — Não me aposentaram por invalidez porque disseram que eu podia trabalhar com a esquerda. Não conseguia emprego, o auxílio-doença mal dava *pra* comer. Foi aí que perdi a outra mão. Num dos ônibus que assaltei havia um policial, ele *tava* sem farda, mas armado, foi um tiro certeiro.

Dona Menina suspirou entristecida. Havia um brilho de compaixão nos seus olhos, olhar que ele desvia. Nunca mais vira alguém olhar para ele com tanto carinho na vida, nem mesmo a mulher, que o abandonara depois que fora preso:

— Olha a cobra!

Ele prosseguiu o serviço para fugir daquele momento tão singular, mas, num olhar de relance, flagrou um sorriso dela, um sorriso de admiração enquanto o observava trabalhar. Sem perceber, Zé do Bicho sorriu também, quase que consigo mesmo.

— Hoje eu tive um sonho... — ela disse numa manhã, dessa vez mudando a fala. — Um sonho bonito. Era um campo muito grande, mas grande mesmo, grande que *num* tinha fim. A *prantação* era amarela, um amarelo *casi oro* e ventava que os vento *ispaiava tudo meus cabelo*, e *meus cabelo era pretinho* que só vendo. Um sonho bonito, bonito mesmo.

O homem ficou em silêncio uns segundos e nem percebeu. Quando ela lhe voltou o olhar, ele penetrou fundo naqueles olhos mais verdes do que nunca:

— Águia — disse, então, meio absorto.

— Pois eu hoje *vô* de borboleta, *vô* segui os meu *parpite* — falou sorridente, antes de sair faceira. — Adeus, seu moço.

— Ei, como adeus? — ele chamou sua atenção.

A senhorinha riu de si mesma:

— Nem percebi — deu de ombros como quem se desculpa. — *Té* mais, seu Zé...

Nesse dia, entretanto, ela deu dois passos e voltou:

— Sabe que *num* me *alembro* do nome do senhor?

— Eu nunca falei — ele respondeu simplesmente, mas, diante do sorriso estático dela, parada no mesmo lugar e do mesmo jeito, ele logo entendeu que não escaparia de novo. — José Carlos Ribeiro — disse quase como quem apresenta um estranho. — Já tive um nome, já fui alguém, mas hoje sou apenas Zé do Bicho.

Como ele não devolve a pergunta, ela simplesmente assente com a cabeça e prossegue seu caminho.

Na manhã seguinte, o olhar do bicheiro estava fixo no resultado do jogo. Sobre o caixote onde Dona Menina se sentava todos os dias, a borboleta tinha as asas presas por uma pedrinha que impedia o papel de escapar ao vento naquela manhã de sol tímido. A borboleta presa entre suas certezas, dez e cinco, dez e quinze, dez e meia. O homem engolia em seco.

Onze horas, meio-dia, meio sereno, meio amargo. Tristeza. Por que não perguntara seu verdadeiro nome também? Endereço? Telefone? Ele se questionava agora. Se tivesse mãos, talvez as tivesse estendido algumas vezes para ajudá-la a se levantar. Se tivesse mãos, talvez tivesse feito mais, talvez as tivesse estendido num convite a um abraço, pensou.

Os questionamentos foram ficando presos na garganta. Quem era, afinal, a senhorinha simpática de lenço vermelho? Onde vivia?

— Olha a águia! — as palavras saíam mecanicamente.

Quem lhe acendia uma vela agora?

— Olha a borboleta! — as imagens ficavam cada vez mais distantes, os sons e a falaria pareciam estar em outra dimensão agora.

Quem lhe dava um último adeus? Teria alguém lembrado de colocar uma flor em seu cabelo para respeitar sua vaidade? Ele ainda divagava só. Mal sabia o bicheiro que tinha sido a única companhia da senhorinha durante todos aqueles meses. Dona Menina não precisava de prêmio algum, ele lhe dera todos os dias com sua amizade.

O sorriso sereno, enquanto ela o observava trabalhar, mostrava-se suave agora apenas na memória. Por que não perguntara nada?, questionara-se ainda uma última vez. Talvez justamente para não precisar dar um último adeus. Iria fingir, então, que ela simplesmente não tinha sonhado mais, pensa, secando no ombro uma lágrima teimosa dos olhos.

O PORTA-RETRATOS

Quando eu coloquei os pés naquela casa vazia, senti-me muito estranho, acostumado que estava à presença de Lucia, a pele rosada no rosto que todos os dias me recebia com um sorriso. O bolo quentinho na mesa à espera do esposo, mas no final sempre era eu quem comia. Toda tarde ela lhe preparava o café e deixava os chinelos em frente ao sofá.

— Quando ele chegar cansado, vou calçar-lhe os chinelos e lhe servir café com bolo — ela sempre dizia. — Ele gosta de bolo de milho, às vezes pede para eu fazer uma torta de maçã, gosta de maçãs escaldadas.

Parece que ainda posso vê-la, sentada no sofá, o corpo volumoso e a pele branca, o cabelo castanho amarrado num coque, os dedos firmes bordando sempre uma nova toalha.

— Meu esposo gosta dos meus bordados, eu sempre deixo toalhas limpas no banheiro para quando ele chegar — ela explicava.

— E quando ele chega? — eu sempre lhe perguntava.

— Breve. O general está participando de uma missão de paz no Haiti — ela disse na última vez, mas antes, segundo ela, estivera também em Moçambique e Angola. — Na última guerra civil da qual participou, ele salvou uma menininha de sete anos.

— Eu sei, você me contou essa história — eu lembrava.

— Contei? — ela me olhava surpresa, porém satisfeita por eu me lembrar de suas histórias, e então as contava de novo. — Ela tinha lindos olhos azuis, e ele sempre se emocionava quando me falava dela, estava escondida entre uns escombros num sobrado que foi incendiado por uns guerrilheiros. A pobrezinha ficou órfã e ele até queria trazê-la, imagine você, queria adotar a garota, mas não conseguiu, pois logo apareceram uns tios que a levaram. Foi um choque muito duro para ele, meu marido tem um bom coração. Uma vez viu um cachorro magro todo machucado e o trouxe para casa, mas o coitado não resistiu aos ferimentos e morreu.

— Que triste — eu comentei. — Por que vocês não pegaram outro cachorro? — eu quis saber.

— É que eu descobri que era alérgica a bichos — ela disse, tossindo em seguida. — Por causa da asma, não posso ficar muito perto de animais.

— Não se sente muito só? — eu perguntava, já que o marido estava sempre ausente.

— Imagine, tenho você, meu amigo! — ela me sorriu, com ternura. — Quando meu esposo voltar, vai ficar-lhe grato por ter-me feito companhia, quem sabe até lhe dê de presente uma de suas medalhas.

— É mesmo? E ele tem muitas? — perguntei, curioso.

— Tem, mas estão com ele, senão eu te mostraria — ela respondeu, lamentando.

Entre tantas histórias que se repetiram durante aqueles oito anos em que fomos vizinhos, a da menina no sobrado era a que mais a emocionava. Eu ficava curioso para saber por que ela e o esposo não tiveram filhos, mas não me atrevi a perguntar. Ninguém sabia nada sobre ela. O dia em que se mudaram, segundo ela, foi também o dia em que ele viajou para cumprir sua missão.

— Ele me falou que essa será a última — ela me disse muitas vezes. — Quando voltar, viajaremos juntos e ele dedicará mais tempo para nós.

No entanto, os dias se passaram, os meses, os anos! E as histórias de Lucia apenas aumentavam a minha curiosidade em torno do general.

— Bom esposo, bom soldado e ótimo amigo — dizia ela. — Eu te contei do dia em que perdeu o melhor amigo numa enchente?

— Me contou.

— Foi uma tristeza de dar dó — ela lamentou, antes de contar a história mais uma vez. — Uma chuva de verão, imagine você, e arrasou tudo! Meu esposo viu o colega sendo levado pelas águas. O pobre homem erguia o braço no meio da correnteza, pedindo socorro, mas ele não conseguiu alcançá-lo porque teve que salvar uma senhora já perdendo as forças que se segurava a um tronco de árvore. Foi muito triste.

Sentei-me na cadeira, ao lado da mesa, de onde agora já não vinha o cheiro de bolo de milho, lembrando-me da sua calma e da voz tranquila viajando por suas memórias. Aquela mulher vivia de lembranças. Tinha um olhar distante, mas os lábios nunca negavam um sorriso.

Por que o general nunca havia voltado?, eu me perguntava. Nem mesmo depois da morte de Lucia, decorrente de um ataque de asma. Tinha sido no meio da noite, ninguém ouviu nada. Só encontraram seu corpo no dia seguinte.

No velório eu observei seu rosto pela última vez, e ela estava tão serena como sempre fora, parecia até que somente dormia. Para quem agora contaria suas histórias? Com quem dividiria suas lembranças?

— Toda noite eu pego o porta-retratos e digo boa-noite ao meu esposo. Onde ele estiver, sei que estará pensando em mim — lembro dela contando, com um sorriso no rosto.

O porta-retratos nunca ficava em lugar visível. Ela o deixava virado para a parede, em cima de um guarda-roupa velho.

— Não quero dividir essa memória, a única foto do seu rosto. Ele não queria que eu mostrasse essa foto a ninguém, por isso vou respeitar. Imagine você, só porque tinha sido picado por uma abelha, um vermelhinho de nada na face esquerda, mal se nota, mas era vaidoso... — ela contou, achando engraçado.

— Se não queria que ninguém visse, então por que ele deixou tirarem a foto? — eu quis saber.

— Foi insistência minha. Eram aqueles fotógrafos de rua, sabe? Que passavam e ofereciam o serviço. Se eu não tirasse aquele dia, não tiraria outra tão cedo. Nunca tivemos máquina fotográfica, naquela época essas coisas não eram importantes para nós. Eu disse que a foto seria só para mim. Eu te contei como ele foi picado?

— Contou — eu respondi, sabendo que ela repetiria a história do mesmo jeito.

— Imagine, colhendo flores para mim! Meu esposo é muito gentil, é por isso que sempre coloco flores frescas na casa para esperá-lo, uma forma de retribuir todas as flores que ele já me deu. Eu ainda guardo o vestido do nosso casamento, não vou te mostrar porque ele manchou no dia da enchente, entrou água na nossa casa também, eu te falei?

— Falou — eu respondi, e esperei que ela contasse de novo, como sempre fazia.

— Imagine, alagou tudo, estragou móveis, louças, roupas, as fotos do casamento não deu para salvar, uma pena.

— Eu queria te ver de noiva — eu comentei, tentando imaginá-la em sua juventude.

— Ah, não iria me reconhecer. Eu era magrinha, magrinha, e, sem querer me convencer, fiquei tão bonita que no dia me senti uma rainha — ela contou, orgulhosa.

Diante de todas aquelas lembranças, suspirei fundo, entristecido. Minha amiga já não existia mais, ela era agora apenas como suas lembranças, algo vago perdido no tempo. E o general? Devia ser um ingrato que tinha esquecido da mulher, pois, se tivesse morrido, o exército certamente teria avisado. Pobre Lucia, vivendo apenas de lembranças, preparando-se dia após dia para o retorno do esposo que nunca voltou.

Agora eu não veria mais aqueles olhos distantes recriando sua vida minuciosamente. Eu nem me importava de ouvi-la contar inúmeras vezes a mesma história — de vez em quando surgia uma diferente, e, então, despertava minha atenção de novo. Acredito que ela se sentia menos solitária quando eu a ouvia. Foram oito anos de conversas, desde que eu tinha quatorze, quando entrei sorrateiro no seu quintal para pegar minha bola e ela me convidou para comer um pedaço de bolo, um dos deliciosos bolos que ela fazia para esperar o general. Hoje sou um homem, e aquela jovem senhora tão solitária jamais sairá de minhas lembranças.

Hora de partir, deixar para sempre a casa que seria vendida para um jovem casal. Quem sabe a nova moradora tivesse mais sucesso na sua história de amor? Nesse momento caminhei lentamente pelos cômodos numa última despedida com os olhos. Parei na porta do quarto onde ela dormiu sozinha durante aqueles anos esperando o esposo ingrato voltar para viajarem juntos. Tentei imaginar como ela se deitava, despedindo-se antes do porta-retratos.

Foi então que ergui os olhos para o alto do guarda-roupa e lá estava o objeto virado para a parede. A foto que ela tanto guardara para si. Teria eu direito de desrespeitar a fidelidade dela com o retrato? Bem, depois de conhecer tão bem o general através das lembranças de minha vizinha, nada mais justo do que mirar o rosto do safado e, de preferência, rir da tal picada de abelha que certamente não era um "vermelhinho de nada", conforme ela dizia.

Subi na cadeira e estranhei que a madeira da moldura tivesse tão coberta de pó, já que ela dizia olhar para a foto todas as noites, mas a minha surpresa maior foi deparar com o porta-retratos vazio. Não havia foto alguma do general. Na verdade o objeto nunca tinha sido usado, pois ainda tinha lacres no vidro. Puxei a caixa de papelão onde ela dizia guardar o vestido de noiva e, de fato, era um modelo antigo, com medidas menores, mas não havia mancha alguma de água, não havia nem mesmo marcas de uso, apenas uma etiqueta que nem fora tirada.

Curioso, abri o armário de roupas. Dentro dele, inúmeras toalhas brancas, bordadas, sem uso, à espera de um esposo que, então eu entendi, nunca existiu. Na parte interna de uma das portas, um pedaço de jornal noticiando um acidente com botijão de gás trazia a foto de um homem fardado, provavelmente de uns quarenta anos ou mais, segurando uma garotinha no colo, com a manchete: "General salva criança em sobrado incendiado após acidente com botijão de gás. A garotinha, Lucia Vitória da Luz, perdeu os pais e foi reconhecida por um tio que...".

Fechei o guarda-roupa e me sentei na cama, quase absorto. Então entendi que o general que eu desprezava nunca existiu. Tentei compreender a complexidade da carência daquela mulher que criara para si um consolo para a solidão e me dei conta de que a dedicada esposa não passava de um devaneio, não passava da foto... não retratada no porta-retratos.

UM SOPRO DE VIDA

Acordei com uma sensação estranha, um sopro solitário. Um único sopro. Entrou pela janela do quarto nas primeiras horas da manhã. Tentei unir os sons e formar palavra, mas ela se esvaiu. Me vi brigando com meus pensamentos no esforço de desvendar aquilo que talvez fosse uma mensagem codificada. Não seria loucura se dissesse que vi o sopro dançando junto à cortina que se ria com a brisa da primavera. Pensei até ouvir pássaros, mas lá fora carros me gritavam suas escandalosas buzinas.

Foi um sopro ou um zumbido? Um sopro de vida, talvez. Nunca as paredes brancas e frias do hospital estiveram tão alegres e cheias de cores! Era hora de encerrar o tratamento, perseguir aquele sopro e descer para a rua. Enfrentar a via e criar o concreto sem destruir o abstrato. Hora de ir.

Um sopro solitário me fazendo cócegas ao ouvido. Me dei alta. Estou saindo...

VIGÍLIA

Então lá vem ela novamente. Nunca atrasa, nunca tarda a minha tarde, bem tarde ainda. Invade meu quarto com seu silêncio gritante, zumbindo coisas em meu ouvido dorido de tanto silêncio. Fecho os olhos, que ele venha, mas ele não vem porque, no fundo, eu não deixo. Minha mente ferve, esfria, volta, voa, soa longe, soa... soa. E ele não vem, porque não deixo, não, não quero desligar.

Ao meu lado, meu companheiro dorme; ele, um homem tão raso... Meu Deus, tão raso! E eu mergulho num fundo abissal de mim, cavoucando medos, cavoucando vidas, cavoucando sonhos. Desço, volto, me afogo. Ela não vai embora e eu me sufoco.

Lá fora, o assovio do vento ou de um apito? O guarda. Só eu e ele. Não mais, uma janela abriu-se, ouço todos os sons nessa solidão. Será alguém que se busca também? E ela insiste, mas ele não vem, porque eu não deixo. E meu companheiro dorme. Como consegue apagar essa maquininha insistente do pensamento... Desligar do mundo, do sopro? Não, não quero que ele venha, não posso me desligar tantas horas, apagar e só voltar amanhã, tenho olhos abertos no escuro, tenho sede de estar acordada, de engolir a vida. Mas, quando acordo, ela me engole e sou mastigada pelo medo que me torna em nada porque a luz me cega.

Agora são horas, são olhos, são mecanismos, engenhocas, parafusos, correias, correios. Estou aguardando uma resposta. Pelo correio, e-mail, telepatia, disco-voador. Há um mês espero enquanto opero a máquina para que funcione ao menos oito, dez, doze horas, até que todos se entreguem e eu silencie. Explode. Só eu e ela sabemos, ela está aqui, negra, gotejando sua escuridão e gritando seu silêncio enquanto sufoco meu choro. Meu companheiro dorme e ela me espia, a noite imponente, dona do meu medo. Gosto de luz, mas a luz me cega, enquanto ela… ela abre seus olhos no absurdo de seu silêncio e eu grito, esperneio, desconto meu ódio do mundo, mas ninguém ouve.

Não, ele ainda não veio, porque eu não deixo, não paro, não paro, não paro. Não é porque não quero, não consigo, tenho preguiça de desligar e só acordar no dia seguinte. E todas aquelas horas sem que ela fique me vigiando? Dona do meu medo.

Lá fora uma sirene, então sufoco suspiros, meu companheiro dorme, não entende o meu desespero. Uma sirene. Quero gritar. Só a sirene grita, me ensurdece, me enlouquece, e me enlouquece também o medo de viver. Viver nessa cidade, nesse silêncio, viver em mim. Ninguém entende que não consigo desligar, tenho sede de ceder à vida. Mas não cedo.

E enquanto fico nessa permanente luta, observada pela noite, ignorada pelo sono, pelo companheiro, pelo carteiro, pelo meu espelho... Enquanto persigo e o afugento, ele me bate, me abate e me vence. Ele vem, mas não porque eu quero, porque não posso desligar, não posso, não posso, não pos...

COMO ÁGUIA

Embora parecesse humana, ela era muito mais complexa que isso. Era pele, cabelo, mas era fogo, era fera. Embora ferida, os pés sangrando, corria descalça por entre as árvores, os espinhos já não lhe doíam. Estava tão absorta, mas algo não lhe passa despercebido. Então, por uns instantes, parou para contemplar o espetáculo do pôr do sol. Um deslumbrante show de cores se abriu à sua frente. Ficou imóvel. Naquele momento sentiu-se soberana. Quando se deu conta, estava grande, podia até esmagar seus pobres e mortais inimigos. Sim. Era superior.

Refeita do espetáculo, percebeu seu reflexo nas águas cristalinas, depois de ter-se inflado tanto a ponto de se sentir dolorida. Então o que viu foi apenas uma face de mulher. Simplesmente ela. Choque? Decepção? Estática de novo. Não tinha altura de um Deus, tinha estatura mediana de uma mulher comum que podia até passar despercebida. Mas não naquele momento. Naquele momento era intensa demais. Sorri para aquela intrigante imagem. De repente o sorriso tornou-se sonoro. Foi correspondida, era algo fora de controle. Amor. Simplesmente amor. Agora, sim, jamais seria humana de novo, era inteira demais, sensual, selvagem.

Satisfeita, inflou-se novamente, liberando as asas até então escondidas. E iniciou seu voo outra vez.

PAIXÃO PROIBIDA

Debruçou-se na varanda a admirar o pôr do sol, o espetáculo dourado de fim de tarde inspirava-lhe sonhos. Suspirou movida pela melodia aliciante que invadia aquele momento de solidão. Pontual novamente. Sempre às seis e cinco, hora em que o vizinho do sobrado verde chegava do serviço.

Podia imaginá-lo sentado na cadeira rústica da cozinha enquanto a esposa lhe preparava o café. A rotina era sempre a mesma, ele iniciava tirando da viola o som suave como que acariciasse sua musa antes de vê-la encarnar a personagem favorita. Depois passavam à sala, onde ele arrancava o flamenco da viola, e então, só então, o espetáculo começava.

O coração da jovem pulava descompassado. Ah, paixão tórrida que doía na alma! A jovem sofria, sofria ao mesmo tempo que sorria extasiada com a dança sensual de sua vizinha, Estela, que não era linda, nem jovem, mas tinha o que ela mais desejava: a graça dos movimentos da sua dança. Ali, a poucos metros estava tudo o que desejava, a dança, o movimento arrebatador. Estela era estrela porque dançava, enquanto a jovem sofria, presa à cadeira de rodas a alimentar calada a ilusão da dança sob seus pés imóveis.

SAUDADE

Quando fechou os olhos para sentir a melodia, o que viu não foi sua sala clara, iluminada pelo dia. As paredes de madeira rústica cercavam o palco à meia-luz que iluminava os antigos bailes. A melodia chegou nítida aos seus ouvidos. A viola delicada, o cavaquinho e os casais na pista de dança, o povo falante nas mesas com a cerveja e a cachaça. Então ela o viu, lá no canto do palco, sentado com o sorriso encantador e quase tímido.

Eram, sim, as mãos morenas como ela não havia conhecido, sem o corte no dedo, do acidente fatídico na serraria. Eram suas mãos que dedilhavam formando aquela canção, lembrando-a tão bem do cavaquinho azul que de vez em quando ele tocava para ela ainda criança. Os olhos encheram-se de lágrimas, ela estava lá e quis que dançassem juntos. Era engraçado como movia seus pés naquela dança desconhecida para ela, distante do seu tempo, mas ele a levava pela pista do velho casarão onde os bailes eram realizados e a luz da sua sala deixava de existir, o sofá branco existia vagamente.

O pai que buscava de sua infância para protegê-la da vida adulta, a pele morena que amava tanto, o mesmo sorriso que nunca esquecera. Dançavam juntos e era alegria o que ela sentia naquele momento, não mais a dor da perda, era o pai que alcançava. Sorria intensamente, materializava um tempo que não viveu, mas era real, era o pai que agora tocava.

Ficou observando o baile e então as horas passaram e mal se deu conta. Muitos já haviam ido embora, a mãe dava rápidos cochilos na mesa enquanto esperava por ele e, do outro lado, alguns bêbados em sono profundo enquanto os garçons tentavam arrumar o salão. Viu que seu tocador de cavaquinho arrumava-se para ir para casa, acordava a mãe, despedia-se dos amigos, mas a música continuava. O chorinho agora triste, da última faixa, fazia chorar seu coração de saudade. Uma leve nostalgia misturada à alegria de senti-lo tão próximo, a sala transformada em salão de baile.

E, de repente, o despertar, abriu os olhos, era o CD de choro que tinha terminado de tocar e só o silêncio falava na sala. Mas sabia que o pai estivera ali, em forma de saudade, de lembrança viva da sua grande existência.

CONTO A GOTAS

Todo dia ele lhe pingava uma gotinha de amor, uma só para não gastar; o amor tinha que durar para sempre e o frasco era pequeno. Mas um dia o frasco caiu no chão e espatifou-se, o amor se espalhou pelo assoalho, correu as escadas e se derramou sobre a grama. Dali fez brotar um gerânio que cresceu livre enquanto os noivos jogavam paciência no interior da casa.

A BRECHA

Voltou ao bosque da sua infância, precisava estar lá. Mas havia um silêncio tão profundo... Era no bosque ou nela mesma? Já não sabia, mas no bosque se ouviam os pássaros, a brisa delicada movendo folhas, soprando-as ao vento. Ou eram as páginas de sua vida sendo viradas?

O mato estava um pouco alto. Parecia até um pouco descuidado, mas ao mesmo tempo era tão cativante! Havia ali um cheiro de infância, mas faltava o caminhar tranquilo do pai chegando do trabalho. Faltava o chão da sala cheia de ônibus de papel desenhados pelo irmão. Porém havia, sim, um cheiro de passado, e não ardia como mofo, era doce. Será que ficou daquele tempo algum resquício no ar? Escondido entre as árvores? Uma espera. Um pedaço fugidio esquecido do tempo.

Sentou-se, de costas para o mundo, de frente para o nada. Não havia para onde ir; se andasse mais um pouco se depararia com um muro, pois não havia mais a velha casa, nem a madeireira, nem a trilha. A partir daquele muro tudo que se tinha era uma fábrica de gelo. Gelo substituindo todo o calor de vida que um dia sentira ali. Então ficou parada, fechou os olhos, buscou forças para se levantar, mas ao mesmo tempo não queria. Olhava fixo para as árvores. Queria regredir, tocar novamente aqueles instantes mágicos de vida. Tinha que haver uma brecha. Tinha que haver.

Seus olhos continuavam parados na mesma direção. Onde, no universo, se perderam aqueles momentos, o passado? Onde ficaram guardados aqueles filmes? Alguma gaveta no cosmos. Tinha que haver uma brecha... E seu desejo era tão forte que pedia perdão em silêncio, pois as palavras não saíam. Pai, o nome escapa baixinho, dolorido. Por que não vivi mais a sua presença? Silêncio. Perdão. Perdão por quê? Tantas culpas guardadas. Silêncio. Tem que haver uma brecha.

Seu desejo cada segundo mais profundo, seu olhar ainda fixo no nada. Então, de repente, no nada, algo se mostra. Intrigante, meio turva, levemente brilhante, uma porta? Um portão? Era uma brecha, sem dúvida alguma, era uma brecha. No instante seguinte, o medo. Estremece, pensa recuar, mas seus pés automaticamente caminham naquela direção. Sim, havia uma brecha. Entraria?

Quantos segundos passaram? Ou horas... Seus pés se movem. Entraria. Fecha os olhos e, quando abre, zonza, imagens ofuscadas começam a tomar forma à sua frente. O caminho de terra que seus pés pisavam... O cheiro de madeira fresca... Não estava sonhando. Ali estava a madeireira e os grandes troncos que ficavam no caminho. Respira fundo. O cheiro de madeira fresca, o cheiro da infância, das árvores que cercavam a rústica casa à beira do rio... Tão parecida com aquela. A mesma varanda... Estava encantada, seus pés moviam-se quase em câmera lenta, queria sentir cada milímetro daquele lugar.

Aproximava-se receosa, não sabia mais se delirava, mas aquela criança brincando na areia lhe chama tanto a atenção que ela chega mais perto e a observa: os cabelos negros desalinhados, os pés descalços, o olhar concentrado na boneca de plástico com vestido vermelho. Sorri para a criança, que não levanta os olhos para retribuir. Tão parecida com a própria filha, pensa, tão parecida com... consigo mesma. Engole em seco. Aproxima-se mais, abaixando-se em frente à garota. Um frio intenso na espinha, um choque difícil de definir. Olhava para si mesma. Não tinha palavras nem explicação, delirava. Não podia tocar-se, estavam em dimensões diferentes, não podia ser vista, pois não existia naquele momento. Em qual dos dois momentos? Pergunta-se confusa.

Ainda não se tinha refeito quando aquela senhora gorda, de vestido branco com largas estampas pretas aparece na porta. Sorri para a mãe, tão nova, tão linda! Mas as duas não sorriam para ela, e sim para o senhor de chapéu marrom que se aproximava. Bigodinho grisalho, camisa amarela com listras, os primeiros botões abertos. O sorriso inesquecível, impossível de confundir. Lembrava-se de cada detalhe, inclusive da calça marrom. Lembrava-se até da textura do cabelo e da pele, como se tivesse sido ontem a última vez que o acariciara.

A pequena criança corre abraçá-lo. Era o momento mais esperado do dia, quase um ritual. Ao ver aquela cena, ela sorria, sorria sem parar, com dificuldade para ver o rosto do homem em meio a tantas lágrimas que não paravam de escorrer de seus olhos. Era mesmo o pai, tão forte, tão vivo, tão iluminado. E ela imóvel vendo aquela cena. Pai, dizia baixinho, mas era uma voz indefinida. Será que delirava? Pai. Sorria extasiada de felicidade. Sente-se zonza. Os olhos negros, tão intensos, a pele firme e dourada. Tinha orgulho de suas raízes. Foi dali que herdara tanta força. Sente-se cada vez mais zonza, como se precisasse voltar. A porta. A brecha. A brecha que tanto pediu. Não podia ficar perdida naquele momento que não existia. Tinha que voltar à realidade. Mas não queria a vida adulta, queria a infância, com a felicidade genuína que ela continha.

A porta. A brecha. Caminha até lá, confusa, atordoada. Uma mistura exótica de angústia e alegria incessante. A porta não tinha tranca que a abrisse por dentro, ela só tinha que abrir e sair. Então ela, num impulso louco, delirante... fecha-a, por dentro, para sempre.

RESGATE

Disse adeus ao esposo, disposta a recomeçar sozinha. Sonhos, projetos atirados à lata de lixo, junto aos papéis e fotos que acabara de rasgar. Já na estrada, o ponteiro do velocímetro subia depressa enquanto o carro deslizava no asfalto molhado. O rádio estava desligado nesse momento, pois queria ouvir apenas o barulho dos pingos de chuva.

Começava a anoitecer. O coração angustiava-se à medida que se afastava. As luzes começavam a iluminar a cidade e refletiam-se no chão molhado. Bate uma nostalgia que não impede que as lágrimas caiam, ofuscando-lhe a visão. Podia estar quentinha em casa tomando um vinho em frente à lareira, falando de sentimentos como se eles nunca precisassem ser omitidos. Mas por que não eram ditos? Por que fugir? E de quê?

Lembranças, fatos, lágrimas e agora o rádio era ligado num volume alto. Assim, aproveitando-se do barulho da música, da chuva e de sua mente atordoada, ela gritava sua dor, como uma louca no meio do trânsito, sem ouvir a buzina, sem sentir a batida, pois seus sentidos se perdem.

Jogada para fora da estrada, percebe-se à beira de um rio, mas a chuva era intensa e a água não parava de subir. Levanta-se para puxar a filha que lhe chamava, já quase sucumbindo às águas. Consegue trazê-la para si, levando-a para a terra seca, onde rapidamente inicia uma respiração boca a boca alternada com massagem no peito: "Volta, filha. Volta", gritava desesperadamente. "Você tem que voltar."

Já quase perdia a esperança, quando a filha cospe a água, abrindo os olhos cansados. Puxando a criança para si, ela sorri, extasiada de felicidade. Tinha conseguido, mal podia caber em si de alegria, tinha conseguido. Ela estava viva!

Então, de repente, o choque: lembrava-se de que não tinha filhos, nunca tinha tentado engravidar. Estava no meio de um lugar ermo, entre o sonho e a realidade. Lembrou que o casamento acabara sem frutos, sem descendentes. Quem estava em seus braços? Perguntava-se, atordoada, mas a resposta estava dentro dela, era ela, a mãe, a filha, a essência de si mesma, em si mesma, dependendo apenas de um sopro, um desejo intenso de sobreviver. E é assim que sobrevive, não apenas um despertar de um transe temporário, mas o despertar do transe em que estivera mergulhada durante anos de sua vida, fugindo de si mesma, de ser mulher.

Os olhos se abrem com dificuldade e ela demora a perceber que se encontrava em um leito de hospital, onde estivera desacordada após o acidente. O médico suspirou, aliviado. A enfermeira que o ajudava comemorou. O esposo lhe sorria, agradecido. Uma chance a mais. Uma, duas, quantas fossem preciso até encontrar a essência daquele encontro com o outro da mesma forma que encontrara a essência do encontro consigo mesma.

Ela sorri:

— Começamos de novo? — perguntou, esperançosa desta vez.

— Nós três agora — ele respondeu, mostrando-lhe a imagem da ecografia no vídeo ao lado da cama.

UM NOVO AMOR

— O que você está sentindo de verdade? — ela, carente de amor, quis logo saber.

— Eu não sei. Não sei — o namorado respondia.

— Sabe — ela insiste.

— Juro que não.

— Será que vai dar certo? — ela divagou.

— Se eu soubesse... — ele deu de ombros.

— Eu tenho medo de viver, não sei viver o agora, não sei viver, só penso: e depois? E depois? E depois? Isso está me matando. Você consegue apagar isso?

— Não sei como.

— Me ama — ela pede, desassossegada — me ama a cada segundo como se eu fosse o ar que você respira. Me respira, me aspira e depois engole, se embriaga de mim.

....

— Onde você está ? — ela pergunta, aflita, diante do silêncio que se seguiu.

— Estou embriagado, e tenho náuseas.

QUASE MÃE

Às vezes, tarde da noite, penso nela, na filha que não tive. Se ela tivesse nascido, teria sido eu, de um jeito que não fui. Teria sido estrela, teria sido Estela. Quem sou eu para ela? A filha do meu ventre teria sido diferente, quem sabe feliz. Eu teria lhe feito uma manhã de sol e uma canção de ninar. Dorme agora, filhinha, nos meus sonhos de mulher que não fui.

CORDÃO UMBILICAL

Era apenas um fragmento de sua história o sentimento que surgiu tímido e, inseguro, transformou seus bosques solitários em florestas encantadas, cheias de fadas que realizam desejos. Enfadada de memórias, sentia-se flutuando por um céu desconhecido, atraída pelas cores que pintavam sabores que nunca havia experimentado. Isolado estava seu sentimento desde que perdera o senso de sonhar. Mas ali naquele mundo, em que não pisava, mas flutuava, sorria-se o seu sorriso mais encantado.

A mãe cuidava de que não se havia enganado com aquela mulher vestida de estrelas: *"Explora teu eu e sente-te mulher com o direito de te sentires tola, agora que podes te sentir livre, com direito de ser o que quiser."* Elas se comunicavam com os olhos. *"Amanda é só um nome de mulher. Ah, manda teus medos embora e assume a fera adormecida que ruge e corre pelas montanhas do infinito."* Elas se comunicavam por meio do colo cedido. *"Manda, que te imito e torno-me também selvagem para tocar teus cabelos ao vento."* Elas se comunicavam pelo abraço trocado.

A mãe encontrou-se silenciosa, sabia que ela ouvia sua voz ao vento, no sussurro da brisa, nos pingos da chuva e na neve aquecida de seu sorriso. Os vales que se multiplicavam como se surgissem magicamente diante de seus olhos eram as chances cultivadas dentro da saudade que carregava.

Sofreu as agruras da perda, do colo arrancado, o ventre perdido para o qual não podia mais voltar. Agora sentia todo aquele espaço como um grande ventre, de qual se alimentava e refazia forças e renascia... Na ansiedade de viver. Nascia... Na cidade de seus sonhos.

Crescer era dolorido e sofrer também, mas se encontrou ressurgindo como uma *Phoenix*, de repente sem essência, porém galgava uma serenidade desencontrada. Não tinha naquele momento idade, tinha cismas de criança em sismos de mulher, noites inquietas, incertas convicções de seu eu desintegrado. Porém o silêncio da mãe foi ouvido como uma ligação umbilical, comunicação incompreensível aos homens. Rompeu-se o cordão, mas o elo manteve-se ultrapassando o limite de vida, a fronteira afrontada pela inexplicável força da mulher que concebe a existência.

Genuíno sistema criado pela vida, gerando em voltas incompreensíveis de verdades não reveladas. Porém se encontram em silêncios que venceram as fronteiras e provaram o sabor da eternidade da alma, das auras que se encontram e dão conta dos desacertos do mais etéreo do ser.

"Se é certa a vida ou não", a mãe diz à filha, *"disserta, pois decerto não há limite para devanear teus incontroláveis impulsos de ser."* E, assim, o cordão se rompe, liberando para a vida aquela que correrá os bosques secretos despida do medo e vestida da frágil armadura de seda, com forro de ferro forjado.

A VARANDA

Na varanda de sua suíte, no segundo andar da mansão no Jardim Social, Joane observava o imenso jardim e a piscina de sua casa, bem como parte da rua lá embaixo, a calçada de delicados paralelepípedos. Imaginava-se, porém, encarcerada no alto da torre de um imenso castelo à espera de seu príncipe, que um dia fora encantador...

Quando chegara ao seu reino de conto de fadas, Joane era uma jovem camponesa que ensinava letras e música às crianças mais carentes da aldeia. Conheceu príncipe Otávio numa apresentação de Natal que tinha como objetivo arrecadar dinheiro para criar uma escola de música naquele povoado. As crianças, ensinadas por Joane, tocaram flauta para o príncipe e sua comitiva, mas na época ele ainda não era rei. Fora a coroa que, mais tarde, lhe tirou o príncipe e colocou ao seu lado um estranho.

Antes, apenas príncipe Otávio, era de uma simplicidade tocante. Trocaram olhares no concerto de flauta doce, durante o qual o som do instrumento ficou distante conforme ele se extasiava com a delicadeza da camponesa, que timidamente baixou os olhos, mas obrigou-se a encará-lo mais tarde ao sentir a mão pousar-lhe no ombro. Uma única dança ao ar livre ao som do violeiro, uma única dança que parecia estender-se por horas, tal era a intensidade do momento e da troca de olhares, tal era a suavidade do perfume que exalava dos cabelos ondulados da camponesa, tal era a suavidade do hálito do príncipe quando se aproximava para saber mais sobre ela.

Eram jovens, eram sonhadores e juntos sonharam. A partir daquela noite, não mais se separaram e seguiram lado a lado anos a fio. Como eu disse, o príncipe ainda não era rei e o seu pai, então o rei, ainda não era dono de tantas terras, tinha um reino razoável, mas agradável, não havia ainda feito grandes conquistas. Porém, um dia, compartilhou o sonho com o filho e o filho sonhou o sonho do pai, e juntos almejaram grandes conquistas para aumentar seu reinado. O jovem pensava na esposa e em filhos, de modo que almejava uma boa herança para seus descendentes.

A camponesa tornou-se princesa, ficou ao lado do esposo e foi fiel e companheira durante suas batalhas e conquistas; foi também compreensiva e amiga em alguns momentos de derrota. Mas, então, o príncipe tornou-se rei e, como rei, deixou de ser o príncipe encantador para tornar-se um estranho e distante monarca.

Do alto da torre, a esposa sentia-se numa masmorra, presa em seus anseios e em sua solidão. Foi nesse dia que soube do acidente do esposo, o qual, durante a caçada matutina, caíra do cavalo quando o animal se assustou com um gambá e, além da dor da queda, tivera ainda que suportar o peso da ferradura do animal.

Depois de uns dias de tratamento, o esposo voltou para casa, ou melhor, para seu castelo, acompanhado de um jovem cuidador, que gostava de ser chamado de curador, tinha um jeito alegre e trazia sempre um sorriso no rosto. Andava sorridente pela casa e nunca passava pelo cachorro Lord, um pastor-alemão já velho e cansado, sem lhe fazer um carinho e trocar uma palavra. Falava também com os pássaros na gaiola, com as borboletas no quintal ou com a tartaruga.

Joane o observava, curiosa. Otávio, de início, parecia um pouco contrariado, já dominado pelo mau humor constante e também com pouco tempo livre para se atentar à alegria do cuidador, pois estava sempre ocupado dando instruções para os homens de alto poder no seu reinado. Preocupado constantemente em manter seu reino estável e apto a novas expansões.

Joane entendeu o porquê de Tobias gostar de ser chamado de curador quando ele conseguiu "ressuscitar" as plantinhas murchas do jardim de inverno. Em qualquer intervalinho o jovem corria até lá, aguava-as e conversava com elas.

— O que fez? — perguntou Joane, curiosa, ao entrar no jardim de inverno e ver as plantas tão vivas e alegres.

— Nada, somente as aguei e conversei um pouco com elas. São seres vivos, gostam de atenção — ele explicou, com naturalidade.

Joane riu. Ele deu de ombros e continuou:

— Elas gostam de conversa — o cuidador insistiu, querendo convencê-la. — Todo ser vivo gosta de conversa. Sem cuidados e atenção, qualquer ser definha e morre de solidão. Ah, nada é mais triste do que a solidão!

Joane pensou em si mesma, sentia-se tão solitária! Há muito tempo já nem dormia mais com o esposo, pois como ele sempre chegava tarde de suas intermináveis obrigações como monarca, acabava dormindo no quarto de hóspedes para não a acordar. Ao longo do tempo, por praticidade, o quarto de hóspedes tornou-se seu quarto e, aos poucos, foi levando seus pertences para lá. A esposa foi silenciando... e hoje era somente silêncio.

— O que fez com a tartaruga? — ela perguntou outro dia ao cuidador.

— Foi só um curativo — ele riu. — Acredito que ela caiu das pedras do jardim, mas ninguém percebeu, no entanto senti que nos últimos dias ela aparentava certa angústia.

Joane viu o gato se aproximar e abaixou-se para aconchegá-lo, mas foi o colo do jovem que o bichano procurou. Ela ficou um pouco sem graça, porém apenas sorriu.

Como não tinha com quem conversar, Joane acabou se aproximando mais do cuidador, curiosa para saber sobre aquele jovem simples que nunca tirava o sorriso aberto da face e tampouco se esquecia de dizer bom dia a todos os empregados, bem como a todos os bichinhos do castelo. Às vezes, de sua varanda, ela o observava conversando com as plantinhas do jardim ou com os pássaros que, tímidos, se achegavam para compartilhar o perfume das flores coloridas que deixavam o espaço... tão bonito.

Sim, era verdade, há tempos não observava como era bonito seu jardim. Desceu depressa para observar mais de perto e acompanhar o cuidador em sua conversa matutina com a natureza. Dessa vez, da varanda de seu estúdio, quem os observava era o rei, que um dia fora o encantador príncipe Otávio. Mas Joane não percebeu, absorta que estava na conversa com Tobias, o cuidador que trazia um pouco de vida àquela casa tão sonolenta...

— Você veio da aldeia vizinha àquela onde cresci, mas para onde nunca mais voltei — ela lhe contou, certa vez. — Costumava ser um lugar simples, porém alegre.

— É assim ainda. Apesar das dificuldades enfrentadas por nossa comunidade, conseguimos nos ajudar e ainda nos reunir algumas vezes para festejar nossa amizade.

— Sinto saudades daqueles dias de festa, das crianças para as quais eu ensinava letras e um pouco de música. O que você faz quando volta à aldeia em seus dias de folga? — ela quis saber.

— Eu vejo minhas duas mulheres.

— Como? — Joane inclinou-se curiosa.

— Vou lhe contar.

Rei Otávio saiu da janela, distraído com o chamado do tesoureiro. Tinha que resolver uma questão financeira do palácio.

Naquela noite, Tobias estava de folga e voltou para a aldeia. Nessas horas, era Joane que fazia as compressas na perna de Otávio, quase que automaticamente, seguindo as instruções do cuidador.

Dessa vez demorou a perceber o olhar insistente do esposo que a observava em silêncio. Há tanto tempo não parava para observar a esposa que nem tinha percebido que ela havia mudado o penteado, que havia engordado alguns gramas, que se tornava mais mulher a cada dia. Ele a observa por uns segundos, dando-se conta de que aquela já não era a jovem camponesa com a qual se casara, mas uma mulher bem mais madura e não menos atraente. Há quanto tempo começaram a surgir aquelas discretas marcas em seu rosto de que não se dera conta e que, por outro lado, pareciam torná-la ainda mais bonita? Ele se perguntou em pensamento.

Joane olhou um instante para o esposo, mas voltou a atentar-se ao que estava fazendo. Ao terminar, levantou-se tranquila para se dirigir aos seus aposentos.

— Por que não fica um pouco mais? — perguntou o esposo, lembrando-se de que havia muito não passava horas jogando conversa fora com a esposa.

— Vou me recolher — ela disse apenas. — Tobias virá um pouco mais cedo amanhã para me ensinar a cuidar das flores do jardim externo.

— Não tem um jardineiro para isso? — ele questionou.

— Sim, mas percebi que, mantendo-me ocupada, o dia passa mais depressa e… mais leve. Percebi que é prazeroso ver as flores tomando vida e colorindo nosso jardim. Não sei se percebeu, mas a decoração está ficando diferente do lado de fora — ela lhe contou.

— Não, eu não percebi — ele respondeu, indiferente.

— Quem sabe observe amanhã — a esposa sugeriu.

— Não tenho tempo para isso — disse seco.

Porém mentiu. No dia seguinte, a primeira coisa que o rei fez, ao abrir a cortina do quarto, foi observar o jardim e constatar que, de fato, estava diferente e mais colorido. Sem querer viu também a esposa receber o cuidador com um alegre sorriso e percebeu que o assunto entre eles parecia não ter fim, que enquanto adornavam o pátio os lábios não paravam de se mover. Até que pararam para tomar água perto da fonte principal e seguiram numa conversa que parecia bem interessante.

Naquele momento, pensou em demitir o cuidador se fosse negligente e, entretido na conversa, esquecesse o seu exercício da manhã. Contudo o jovem não o decepcionou. Exatamente no horário, pediu licença a Joane e foi cuidar do monarca.

No final da tarde, quando desceu para ir à aldeia, Joane o esperava com uma cesta de frutas. Otávio ficou de certo modo intrigado com tanto cuidado da rainha com o jovem cuidador, mas nada disse. No entanto, no dia seguinte, percebeu que a esposa lhe preparava um belo arranjo de flores e, no outro, uma caixa de presente. E assim, todos os dias, o cuidador saía do palácio levando algum mimo para casa.

Na folga seguinte do cuidador, o rei viu que a esposa o acompanhou à aldeia, e sentiu-se muito contrariado, mas não quis demonstrar. Ao mesmo tempo, percebeu que o jardim externo enchia-se de vida, os animais pareciam mais alegres, e o jardim de inverno, mais vivo.

Intrigado, decidiu segui-los quando, em mais uma folga de Tobias, a esposa o acompanhou novamente. Otávio os alcançou decidido a acabar com aquela farra da esposa e do cuidador que, desconfiava, cuidava mais da rainha e de sua casa do que dele, supostamente o paciente. Disfarçado em roupas de camponês e apoiado por alguns guardas, também disfarçados, ele os alcançou quando entravam em uma pequena casa quase no início da subida da colina ao fim da vila.

Os portões da casa não foram fechados e Otávio supôs que os dois haviam sido descuidados, mas aproveitou para adentrar ao terreno. Entretanto, não seguiu direto ao interior da casa porque o jardim lhe despertou a atenção, pois, apesar do limitado espaço que mal se comparava à imensidão do jardim de seu palácio, era extremamente bem cuidado e colorido, parecendo de início uma pintura romântica.

Ficou admirado que o cuidador, com tão poucos recursos e tão parco salário, conseguisse manter um jardim tão primoroso, de modo que ali ficou instantes parado, observando cada detalhe e como os pássaros, não presos em gaiolas, como os seus, mas livres, voando pelo jardim, beijavam as flores e alçavam novamente seus voos, tornando a paisagem viva e envolvente. Sentiu até vontade de respirar fundo e aproveitar aquele momento de contato com a natureza, porém, sobreveio-lhe à mente o motivo que o trouxera até ali, principalmente quando reconheceu algumas flores que já vira em seu jardim e nunca pareceram tão atraentes como pareciam naquele lugar. Prosseguiu para a casa, na tentativa de espionar o que ocorria do lado de dentro.

Parou sorrateiramente próximo à janela de onde vinham vozes e, abaixado para não ser visto, esticou os olhos para o ambiente que aparentava ser uma copa ou cozinha. Lá dentro, Joane parecia bem à vontade sentada à mesa, onde era servida prontamente por duas mulheres, que Otávio supôs serem serviçais, estranhando novamente que um humilde cuidador pudesse ter duas serviçais.

Ficou ainda mais aborrecido quando viu, enfeitando o ambiente, alguns arranjos que reconheceu como os presentes dados por Joane ao cuidador. Estava muito, muito contrariado, mas o sorriso espontâneo da esposa o distraiu por alguns segundos, de modo que se deu conta de que havia muito tempo não via aquele mesmo sorriso no seu rosto.

Esquecido do ciúme por saber que o sorriso não era para si, ele apenas admirou como a esposa era linda sorrindo, e quão delicados eram seus gestos enquanto falava, enquanto comia ou quando segurava a xícara, que não era de porcelana, mas o material parecia não importar para ela naquele momento. Estava feliz. Sim, não dava para negar, Joane estava feliz. Então, ele se deu conta de que aquela felicidade lembrava a mesma que compartilhavam no início do namoro e da descoberta, mas não era o que compartilhavam nesses últimos anos de convivência juntos.

Ficou intrigado ao ver que, após servir a rainha, as serviçais sentaram-se à mesa junto de Joane e Tobias e partilharam a refeição sem que houvesse distinção de classe. Quanto à refeição, o lanche de que desfrutavam parecia extremamente atraente e exalava um aroma que lembrava desde o bolo de fubá que sua avó preparava durante sua infância até as tortas com as quais a esposa lhe esperava no início do matrimônio, quando ainda lanchavam juntos ao final do dia.

Olhou uns segundos para o chão, pois sua mente viajou para aquele tempo. Sentiu saudade de quando eram dois, de quando lutavam juntos e compartilhavam o final do dia e a cama para o descanso. Agora se dera conta de como amara a esposa e fora amado por ela, mas como deixara de observá-la e se perderam ao longo dos anos. De quantos anos? Nem se lembrava mais.

Achou que era hora de entrar e acabar com aquela festa e, colocando-se à porta de entrada, ele esperou que todos o encarassem. De início, houve um curioso instante de silêncio.

— Acho que não fui convidado para este banquete — ele disse, por fim.

— Mas, por favor, majestade, entre e sinta-se em casa, nesta casa que traz sempre as portas abertas e para a qual não se carece de convite — disse Tobias, tranquilo.

Joane olhou o esposo, franzindo as sobrancelhas, intrigada com aquela visita.

— Algum motivo especial que o tenha trazido? — perguntou a rainha.

— Sim, apenas a preocupação com minha esposa que saiu sem dizer para onde ia.

— Deixei de fazer algo? Faltou alguma coisa que o deixou desconfortável? — ela quis saber.

— Aposto que foi apenas preocupação de um esposo zeloso — interrompeu-os a mulher mais velha — E com uma esposa tão bela, quem não ficaria?

— Não se preocupe, majestade. Sua esposa sempre é bem cuidada nesta casa — disse a mulher mais jovem. — Desde que meu esposo a trouxe pela primeira vez, logo nos encantamos por ela.

A jovem colocou as mãos sobre os ombros de Tobias, e foi nesse momento em que ela se levantou que Otávio se deu conta da avantajada barriga da futura mamãe. Engoliu em seco, invejando por uns instantes o jovem casal que trocou carinho, fazendo com que se recordasse do tempo em que ele e Joane também eram um jovem e alegre casal apaixonado.

As duas mulheres de Tobias eram sua mãe e sua esposa, com quem teria agora o primeiro filho. Encantada com a história do cuidador, que perdera o pai, lenhador, atacado por um urso, e agora cuidava da mãe e da esposa grávida, Joane quis conhecer a família e visitar a aldeia. Antes disso, sempre agradava as duas mulheres com mimos, de modo que logo as visitas tornaram-se inevitáveis, pois com elas a rainha não mais se sentia sozinha, já que tinha amigos que a acolhiam.

Otávio não resistiu quando lhe serviram uma fatia de bolo de milho, pois o aroma era inigualável. Também não se deu conta de que, aos poucos, a face sisuda foi se desfazendo e dando lugar a tímidos sorrisos que, gradualmente, foram se alargando. O rei não sabia o que era, mas havia algo naquela humilde casa que faltava em seu imenso palácio: havia aconchego, amor e, sim, havia algo de que não mais se lembrava, a felicidade. Discretamente ele olhava para a esposa em alguns momentos de silêncio e admirava cada gesto e cada traço de seu rosto, o cabelo levemente ondulado que sentia vontade de acariciar novamente.

Durante aquela tarde à mesa com a família do cuidador, o monarca lembrou-se do dia em que conhecera a rainha, tímida e ao mesmo tempo tão empolgada para que suas crianças fossem ouvidas. Ela as regia entusiasmada e ansiosa, e ele… ele simplesmente se apaixonou. Prometeu fazer dela sua princesa e juntos construiriam um lindo reino para seus herdeiros, porém não tinham herdeiros, pois, segundo ele, sempre "ainda não era hora", de modo que o tempo foi passando e a ideia foi sendo esquecida por ambos ou apenas por ele, talvez.

Quem sabe a empolgação de Joane com a vida simples do cuidador não fosse pela vinda de uma criança que certamente traria mais vida ainda àquela casa já tão alegre? Lamentou, percebendo que não fora um príncipe nem um rei, era simplesmente um esposo ausente que, ao contrário do prometido, não construiu para ambos, mas apenas para si mesmo. E tudo o que suas conquistas trouxeram fora um imenso abismo entre os dois.

Naquele dia, despediram-se da família do cuidador já com a noite avançando. Voltaram juntos para casa e Joane sorriu quando entraram, observando melhor a roupa de camponês que o cônjuge vestia.

— Ficou bem de camponês — ela observou.

— Talvez se interesse por mim novamente — ele riu timidamente e não parecia o rabugento de sempre.

Naquela noite, eles subiram juntos à suíte principal com varanda de frente ao jardim. Ele não quis se despedir e pediu para observar ao seu lado o quintal, o qual agora tinha ganhado uma nova iluminação e belos lampiões.

Na verdade, não queria apenas observar o jardim, mas observá-la sob a luz da lua como fizera no primeiro dia em que dormiram naquela casa. Percebeu que ainda admirava os traços da esposa e via despertar dentro dele o mesmo amor que despertou naquela tarde durante o concerto das crianças carentes. Matou a vontade de tocar-lhe os cabelos quase ruivos, matou a vontade de acariciar-lhe a pele já não tão aveludada como no início, mas acolhedora como sempre. Sucumbiu ao desejo de tocar-lhe os lábios e serem novamente homem e mulher, serem novamente um.

Joane viu que seus dias de espera acabavam e, depois daquelas redescobertas, decidiu desfazer-se da masmorra, da fonte e das altas torres, tirou de si e do esposo a coroa e despiu-se de todas as fantasias para viver apenas a esposa do engenheiro que agora resgatava sua essência há muito esquecida. A lua banhava de luz a suntuosa mansão no Jardim Social, que abrigava então o velho casal apaixonado, mais maduro, mais vivido. E também mais realista, tentando resgatar um pouco da velha magia, mas sem fantasias ou ilusões, apenas o desejo de alcançar a tão almejada felicidade.

Talvez o cuidador fosse mesmo curador e tivesse trazido um pouco de restauração a todos que tinham carências naquela enorme mansão que abrigara por anos corações vazios e silêncio.

Na manhã seguinte, o dia amanheceu mais preguiçoso, não sonolento, pois todos dormiram bem; apenas preguiçoso, pois todos acordaram sem pressa. A casa pôde ouvir o cantar dos passarinhos que foram soltos no jardim, mas não quiseram ir tão longe, preferindo entoar a primeira canção do dia e fazer parte da nova paisagem.

No chão da sala, dormia tranquilo Tobias, o filhotinho que foi adotado por Otávio no dia em que sofreu o acidente de moto e matou a mãe do cãozinho. Naquela manhã, Tobias acordou mais tarde. O cão parecia sonhar tranquilo enquanto a família descansava e crescia no segundo andar, onde o sol os acariciava pela fresta da varanda.

DESENCONTRO

Clarice entra no salão procurando com os olhos um lugar vago para o café colonial que seria servido antes do início do *workshop* "Poesia e Desencontros". Um café bem quente naquela manhã fria de outono seria ótimo, bem que Luiz Henrique lhe avisara que esfriaria, ele costumava ser mais atento ao noticiário do que ela.

— Não poderá ir mesmo? — tinha lhe perguntado, dengosa, antes de despedir-se na noite anterior.

— Já disse que é impossível, tenho uma reunião importante hoje com os fornecedores de Campinas — ele justificou.

— Queria ficar junto com você — ela havia insistido um pouco mais.

— Estamos sempre juntos — ele dissera com aquele sorrisinho forçado de quem tenta ocultar uma certa impaciência.

— É claro que não trocaria uma reunião importante por um congressinho bobo de professores — ela ainda comentou.

— Você não perde essa mania de dramatizar, meus negócios são importantes — ele havia argumentado.

— E os meus tão banais — ela lamentou.

— Boa noite, Clarice.

— Vai sentir saudades? — ela quis saber.

— Você só vai ficar fora um dia! — ele achou engraçado.

Clarice apenas sorrira, Luiz Henrique não sabia mesmo ser romântico.

— Esse lugar está vago?

Clarice acorda de seus pensamentos ao ouvir aquela voz grave dirigindo se a ela. Sorri educadamente para o sujeito alto e engravatado à sua frente.

— Está, sim, pode se sentar — respondeu educadamente.

— É que as mesas estão todas ocupadas, se você não se incomoda...

— Claro que não, fique à vontade — ela respondeu, mesmo sabendo que preferia tomar o café sozinha.

— Obrigado — ele agradece, sentando-se de frente para ela. — Então, você é daqui mesmo?

— Moro na capital, fica a duas horas daqui. E você?

— Sou de São Paulo, me chamo Luiz Eduardo — ele se apresenta. Clarice sorri. Mais um Luiz!

— Clarice. Muito prazer — diz, estendendo-lhe a mão.

— Puxa, que mão gelada! — ele comenta depressa.

Riem juntos daquele comentário. Ele parecia bem mais preparado para o frio ao qual ela já deveria estar acostumada. Ele tinha mãos quentes, apesar de não usar luvas, mas ela era sempre friorenta, por mais que estivesse protegida.

— Capuccino? — o garçom pergunta.

— Sim — respondem juntos.

— O meu com creme — ele completa.

— O meu também. Pouco açúcar — ela especifica.

— Mulheres e sua eterna preocupação com o peso — ele não resiste ao comentário.

— É de praxe — ela dá de ombros — só para não perder o costume.

— Mas não seria necessário — ele diz, após uma discreta examinada.

— Não é o que meu noivo diz. Montou uma academia em nossa casa e acho que quis dizer que não pretende ter uma esposa gorda — ela contou, sem perder o bom humor.

— Minha mulher, digo, minha ex-mulher, sempre teve uns quilinhos extras que eu achava um charme. Nunca entendi sua insistência em perdê-los, foi justamente o que me chamou a atenção nela quando nos casamos.

— Jura? — ela se surpreende com aquela declaração.

— É verdade, mas, por fim, tanto tentou que conseguiu, depois de muitas e diferentes dietas — ele frisou. — Tantos nomes que nem me lembro, mas da última vez foi mais regrada: nutricionista, *personal trainer*, mudança radical na alimentação.

— E você, o que sentiu, desencantou-se? — ela brinca.

— Lógico que não, continuei a achando bonita do mesmo jeito — ele dá de ombros. — Se era assim que ela se sentia bem...

— O que faz em São Paulo? — ela quis saber.

— Atualmente estou coordenando uma pós-graduação em Literatura Brasileira, mas sinto mesmo é saudades da sala de aula.

— E por que não volta? — perguntou, curiosa.

— Ainda não. Quero procurar outra faculdade o ano que vem e, então, retomo as aulas.

Clarice não faz mais perguntas, porque algo lhe diz que não havia sido um abandono de sala, mas de local, ou melhor, um distanciamento de alguém que trabalhava no mesmo local, provavelmente a ex-esposa. Queria fazer mais perguntas, porque tinha o terrível defeito de ser curiosa sobre a vida alheia. Afinal, estava a três semanas de se casar e queria saber por que um casamento se desfazia. De qualquer maneira, controla-se e prefere optar pela discrição.

No caminho para o anfiteatro acaba se desencontrando do novo colega e logo se distrai de sua presença, preocupada em encontrar um bom lugar para se sentar e aproveitar bem aqueles momentos.

No telão, um vídeo em homenagem ao centenário de Carlos Drummond de Andrade, cenas, relatos, poemas. Delicia-se ao ver e ouvir o poema de que tanto gostava, Mãos Dadas.

— Não nos afastemos... — Clarice fala, baixinho, acompanhando o declamante.

— Não nos afastemos muito — ela ouve uma voz familiar atrás de si.

— Vamos de mãos dadas — dizem juntos dessa vez.

Clarice vira-se, deparando com o sorriso de Luiz Eduardo na fileira de trás. Ela ri da coincidência e o deixa acompanhá-la naquela declamação discreta.

No intervalo para o almoço, ela sai depressa, verificando as ligações no celular, nenhuma de Luiz Henrique. Liga assim mesmo, querendo conversar um pouco, mas a chamada é encaminhada para a caixa-postal. Certamente estava enfurnado nos intermináveis almoços de negócios.

Entra no restaurante, onde todos já se acomodavam, procurando com os olhos uma mesa vaga. Percebe que alguém lhe acenava, só podia ser o paulista de novo. Ele sorria, mostrando-lhe uma cadeira vaga ao seu lado para que ela se sentasse. Clarice aceita.

— Então é admiradora de Drummond? — ele quis saber.

— Entre outros — ela observou.

— Minha tese de mestrado foi sobre Drummond. O que seria de nós, pobres mortais, se não fosse a magia do devaneio da palavra! — ele comenta.

— Tenho a impressão de que também escreve, Luiz Eduardo — ela supõe, baseado no seu jeito de falar.

— Bem, eu... rabisco algumas besteiras no papel quando estou inspirado.

— E quem são seus leitores? — ela questiona.

— Eu. Eu me leio, às vezes me desvendo.

— Outras vezes se confunde — ela complementa seus pensamentos.

— Que afinidade! — ele deduz. — Para quem escreve?

— Eu? Eu não disse que escrevo — ela disfarça, tentando não falar de si mesma.

— É claro que escreve, escreve poesia introspectiva que tenta desvendar os mistérios de ser humano — ele presume.

Clarice sente-se obrigada a rir.

— Pare com isso — ela pede, bem-humorada, mas não querendo ser descoberta.

— Tem até nome de escritora, aposto como Clarice lê Clarice, mergulha em suas explorações enigmáticas da alma feminina. Eu também já li Clarice para entender a alma feminina — ele confessa.

— E aposto como fechou "Perto do Coração Selvagem" mais confuso do que antes de iniciar a leitura.

— E aposto como você se identificou a cada página, não precisou reler para saber o que ela dizia. Vocês mulheres... têm um código tão secreto para os homens. Indecifrável. Sou um admirador inveterado da força da mulher.

— Que raro ouvir isso vindo de um homem! — ela comenta, surpresa.

— Sou do tipo que admite certas diferenças — ele reconhece.

— Não todas — ela supõe, porém.

— Está começando a apontar sua intuição para mim. Não quero ser desvendado — ele brinca.

— Não mesmo? — Clarice provoca.

Ele se cala uns segundos sorrindo com os olhos:

— Ora, estou diante de alguém que fala a minha língua. Para quem escreve? — Luiz, então, pergunta de novo.

— Para mim. Me leio, me exploro, me encontro e me escondo para sempre seguir nessa procura — ela confessa, dentro de suas divagações.

— É porque tem medo de descobrir certas verdades. Creio que no fundo espera que essas verdades suas sejam descobertas por outro, alguém que mergulhe em seu interior e diga: é mágico, é encantador.

Clarice desfaz o sorriso, uma certa melancolia indefinível. Desvia o olhar, concentrando-se no almoço.

— Talvez não seja — diz por fim, com um olhar distante.

— Ou não foi descoberto — ele sugere.

Ambos se calam alguns instantes. Que curiosidade insuportável Clarice sentia: por que, afinal, um casamento se desfaz? O que mais a ex-mulher de Luiz Eduardo podia querer além de um homem romântico como ele?

— Temos um pouco mais de uma hora antes da próxima palestra. Gostaria de caminhar um pouco? Este lugar não podia ter sido melhor escolhido — ele sugere assim que terminam de almoçar.

— Você tem razão, até por isso quis que meu noivo tivesse vindo. Poderíamos ter feito um passeio a cavalo — ela se cala uns segundos antes de completar — ou não.

— Não? — Luiz estranha.

— Quem sabe ele dissesse, ou melhor, insinuasse que era mais um romantismo tolo meu.

— Romantismo? — ele ri, achando aquilo engraçado. — Ora, nem todos os cavaleiros são românticos — resolve brincar com ela.

— Você me entendeu. Eu não estou exagerando! Emoção para o meu noivo seria andar numa Ferrari ou pilotar um belo e luxuoso iate.

— Claro que entendi, Clarice, e acho que está exagerado. Seu noivo seria um tolo se não explorasse todos os passeios neste hotel-fazenda com você. Eu tenho uma pequena chácara em São Paulo, foi um caos quando contei à minha... ex-esposa: "Chácara? Quer me ver isolada nos finais de semana, sendo mordida por mosquitos?" — Ele sorri. — Bem, eu a contrariei mesmo, vinha me pedindo uma casa de praia. Imagine, a estrada lotada e aquele bando de gente se empilhando nos pedacinhos de areia para se torrar debaixo do sol e depois encher a cara de cerveja, gritar como loucos e te forçar a ouvir a mesma música indigerível, ao menos para mim.

— Talvez tenha generalizado. Nem toda praia é assim — ela observou.

— Mas a que ela queria era. Teresa é professora de ciências políticas, gosta de estar no meio de debates, criticando a forma de governo, a educação, as leis e discursando com seus colegas revolucionários. E eu... eu, minha cara Clarice, só queria uma casinha branca de varanda... — ele brinca. — Fui egoísta, não fui? Eu sei que fui, pode dizer, eu admito.

— Está bem, você foi, foi egoísta, sim. E não.

— Sim ou não? — ele quis saber.

— Os dois — ela dá de ombros. — Se aquele ambiente agitado é tão insuportável para você, caso tivesse feito o contrário, adquirido a casa de praia, a frustração teria sido sua. As consequências teriam recaído sobre os dois da mesma forma.

— Vejam só, acabo de conhecer, além de uma escritora, uma psicóloga. Esse congresso está sendo mesmo vantajoso — ele diz, bem-humorado.

— Está bem, não digo mais nada — responde, balançando a cabeça.

— Por favor, diga. Eu gosto quando fala, porque não impõe suas ideias, você apenas as expõe.

— Entendo — diz, começando a compreender melhor os motivos para o fim do casamento dele.

— Quando você se casa? — ele pergunta, olhando para a aliança em sua mão.

— Daqui a três semanas.

— Que irônico: eu saindo, você entrando — ele observa.

— É mesmo irônico. Há quanto tempo está separado? — ela não conteve sua curiosidade.

— Há três meses. Quando eu voltar a São Paulo, vamos dar entrada nos papéis para o divórcio.

— Que triste! É mesmo definitivo? Desculpe minha intromissão.

— Não tem problema, eu não me importo, não tenho nada a esconder e, bem, se estamos indo ao divórcio é porque é definitivo, sim.

Clarice abre a boca, mas se cala, não seria indiscreta.

— Pergunte — ele a encoraja, sorrindo.

— Não, não tenho nada a perguntar — desvencilha-se com os olhos.

— Somos faces desiguais de seres humanos iguais, é esse o motivo — ele tenta explicar o fim do seu casamento, ciente da curiosidade dela.

— Sua autoria? — ela quis confirmar.

— Não, um plágio qualquer — ele dá de ombros.

— Sua autoria — ela afirma.

Luiz Eduardo apenas sorri.

— Diga-me uma sua — ele pede.

— Definição de amor: "Viver o amor é estar sempre entre dois pontos, balançando entre o sonho e a realidade, entre a fantasia e o cotidiano." Essa foi horrível! — ela lamenta, balançando a cabeça.

— É assim que você se sente, não é? Prende-se às suas fantasias, enquanto se sujeita à realidade do outro, foge de vez em quando para seu mundo de sonhos, enquanto se conforma ao cotidiano sem devaneios que te propõem — ele a desvendava mais uma vez.

— Isso é muito profundo, sabia? É invasão de... de particularidades, de... — ela se atrapalhava sem saber o que dizer.

— De segredos da alma — ele conclui.

Clarice permanece muda olhando aquele sujeito intrigante à sua frente. Que conversa mais louca, que sujeito único! De onde surgira, invadindo-a dessa forma, como se pudesse entrar e dizer tudo o que vê, o que ouve de dentro dela? Essas vozes que até ela mesma finge não ouvir.

— Minha amiga, eu a compreendo, afinal, que pode uma criatura senão, entre criaturas, amar? Amar e esquecer, amar e malamar... — ele brinca, recitando outro poema de Drummond.

— Amar, desamar, amar? — ela o acompanha, não resistindo a Drummond e completando o poema. — Sempre, e até de olhos vidrados, amar?

Clarice e Luiz Eduardo miram o horizonte em silêncio, repensando o texto, agora sentados em um pequeno monte que lhes dava uma visão privilegiada da paisagem aconchegante do local.

— Estamos no interior deste poema em lados opostos, não é? Eu amando e você desamando — ela diz, por fim.

— É assim que nos vejo: de costas um para o outro — ele complementa sua reflexão, também pensativo.

Aquilo lembra Clarice de que realmente, terminado o *workshop*, estariam se distanciando, o que era uma pena, pois há muito tempo não fazia uma amizade tão agradável, como se mirasse uma metade quase sua. Amigos assim eram raros.

— Juro que será minha última intromissão: está mesmo desamando ou apenas indo embora? — ela não resiste a mais uma pergunta para tentar entender o que leva um casamento ao seu fim.

Ao que ele responde com outra pergunta:

— E você, está mesmo amando ou apenas se adaptando? — Luiz Eduardo levanta-se, estendendo-lhe a mão para que se levantasse também. — Vou deixá-la pensar, e no final das atividades você me responde, se quiser.

Dirigem-se em silêncio para o interior, onde as pessoas já começavam a encaminhar-se para o salão de eventos. Clarice senta-se no único lugar vago da fileira escolhida. Propositadamente escolhe uma ala em que não havia mais cadeiras desocupadas. Não sabia o porquê, mas aquela pergunta de Luiz Eduardo de certa forma a irritara, ou quem sabe, incomodara por balançar alguns preceitos que pareciam, até então, seguros dentro dela.

— Com licença, senhor — era Luiz Eduardo abordando o homem sentado ao lado dela. — Será que poderia trocar de lugar comigo? Eu gostaria muito de me sentar perto de minha mais nova amiga.

Clarice vira levemente o rosto, complemente sem graça, pois não esperava por isso.

— Posso sentar-me em outro lugar — ela tenta consertar.

— Não, senhorita, eu não me importo de ceder meu lugar, fique aí mesmo — o sujeito que estava sentado ao seu lado se levanta, buscando outro assento.

— Desculpe, Clarice, mas não queria perder essas poucas horas que nos restam ficando longe da sua companhia — Luiz Eduardo se justifica.

— Tudo bem, só não esperava...

— Que eu fizesse tanta questão assim? — ele a interrompe.

— Tem mania de querer adivinhar tudo o que penso — ela reclama.

— E consigo? — ele joga outra pergunta.

— Não é tão conhecedor assim das mulheres — ela diz, por fim, querendo contrariá-lo um pouco.

— Já tenho uma certa experiência — ele argumenta, porém.

— Pois saiba que ainda falta um pouco mais, se não faltasse não estaria se separando — ela acaba dizendo.

— Você foi profunda — ele demonstra certo entorpecimento.

A voz do orador faz com que se calem nos próximos instantes. A palestra discorria lenta, algumas frases se fixavam, outras se perdiam durante as divagações de Clarice, que depois voltava ao auditório, ouvia novamente a fala, ouvia, desligava, ia e voltava de novo. Discorria para si mesma outros temas, outras perguntas, outras análises. O poema de Hilda Hilst soa perdido, surgindo do nada. Então desperta:

(...)

Irreconhecível

Me procuro lenta

Nos teus escuros.

Como te chamas, breu?

Tempo.

Sim, era ele de novo, o mesmo que a perseguia, o tempo de que corria, querendo fazer todas as coisas, querendo atropelar os descaminhos que se traçava. Às vezes era mesmo um breu. Profundo...

— Às vezes também me sinto no breu — o seu silêncio é, então, quebrado pela voz baixa e, ao mesmo tempo, distante de Luiz ao seu lado.

— Entendo — ela diz apenas, pensando no quanto a corrida contra o tempo também devia ser perturbadora para seu colega.

— Se eu tivesse novamente tempo, se tivéssemos, é o que sempre pensamos — ele continuou. — E, se eu tivesse, sabe, Clarice, se eu tivesse o domínio do tempo...

— E se eu tivesse feito isso ou aquilo é o que se perguntaria no bar imaginário do Veríssimo — ela o interrompe, referindo-se a um conto de Luis Fernando Veríssimo — e chegaria às mesmas conclusões a que ele chegou, mesmo se tivesse feito aquele gol ou se casado com a Doralice — completa, citando trechos do conto.

— Ora, ora, você é mesmo uma caixinha de surpresas, me vejo ali sempre que leio esse texto e, no entanto, nunca saio do mesmo lugar — ele revela.

— É verdade, mas isso porque vive lá, naquele banco do bar imaginário, imaginando os tantos "se"... O "se" deve ser trazido para agora, é isso — ela vira-se para ele, olhando-o profundamente como se quisesse tirá-lo daquele bar. — Em vez de: "se eu fizesse", quem sabe: "se eu fizer" seja mais prático.

— Shhhhh!!! — alguém lhes chama a atenção na fila de trás, a conversa já atrapalhava.

— Clarice, eu estou amando sua amizade — ele não resiste a cochichar-lhe ao ouvido antes de dar de ombros, como um moleque que acaba de levar uma bronca, mas não se importa.

O orador despede-se e eles seguem juntos para o *coffee break*.

— Sabia que tenho medo de ficar sozinho? — ele confessa no meio da conversa.

—Você sozinho? Não posso imaginar isso, é uma pessoa tão agradável! E adora conversar, pelo que notei — ela responde.

— Veja, minha amiga, aquele sujeito que nos chamou a atenção lá dentro não achou isso. Achou-nos inconvenientes, porque nem sempre temos a felicidade de encontrar alguém que concorde conosco quanto ao fato de sermos agradáveis. Eu posso ser agradável para você, mas outra pessoa pode me achar um intolerável, meloso, tedioso, um desobrigado, enfim.

— Era o que sua esposa pensava ou o que você deduzia que ela pensasse? — ela o questiona.

— Não estou falando de Teresa.

— Sim, você está falando de Teresa, está tentando entender o porquê do desencontro de vocês. Mas sabe o que eu imagino? Que não foi apenas ela que não o quis por esses "defeitos" que você acha que tem. Afinal, você também não suportou as diferenças dela — ela deduz.

— Bem, eu sei, mas... — ele dá de ombros.

— Mas o quê? Não são as duas partes que devem ceder? Se você nunca aprender a ceder, meu amigo, aí, sim, vai ficar sozinho, sentindo profundamente... — ela brinca agora com outro poema.

— Talvez agora eu esteja dormindo profundamente. Mas tenho medo de acordar como o Bandeira e não ver mais as vozes do meu tempo — ele também divaga, brincando com o mesmo poema de Manuel Bandeira.

— Então desperte! — ela sussurra baixinho em tom de brincadeira como quem acorda uma criança. — As vozes ainda estão falando.

— Será que estão mesmo? — ele pergunta, quase que a si mesmo, parecendo, mais uma vez, pensativo.

— Não as ouve? — Clarice o questiona.

— Sim, eu as ouço, mas nunca respondo — ele confessa, meditativo.

Clarice toma outro gole do café que já esfriava em sua xícara, pensando nas vozes que ela mesma fingia não ouvir dentro de si.

— Que vozes você ouve, afinal? — ele, mais uma vez, invade seus pensamentos.

— Às vezes ouço apenas um grande silêncio — ela confessa.

— Isso está certo? — ele a questiona dessa vez.

— O quê?

— Este silêncio! Este silêncio vai ser suprido depois que você entrar? Eu quero dizer, ele, o seu noivo, deve ser seu companheiro, deve te completar, preencher esses vácuos deixados por esse silêncio incômodo. Então, ele vai suprir esses silêncios quando você entrar nessa complicada vida a dois que é o casamento?

Clarice nada comenta, apenas reflete silenciosamente mais uma vez. Por que Luiz Eduardo tinha essa mania de fazê-la refletir sobre coisas em quais talvez não quisesse mesmo pensar? Sabia que aqueles silêncios nunca eram preenchidos por Luiz Henrique, quando ele não correspondia a suas expectativas, suas esperas, não dizia as palavras que queria ouvir. Eu te amo... nunca soara natural em seus lábios da forma como quisera ouvir.

— Quando Teresa dormia — ele começa a falar de si — eu ficava acordado a admirando em silêncio. Acho que ela nunca percebeu isso, sempre dormia primeiro, enquanto eu ainda continuava falando com as paredes. Mas ainda que ela me ouvisse, não conseguia entender o que eu dizia. Às vezes eu me surpreendia quando ela seguia a conversa com outro assunto que não era o que eu tinha iniciado. Já passou por isso?

— Inúmeras vezes! — ela confessa. — Acho que Luiz Henrique e eu nunca conversamos sobre as mesmas coisas, mesmo quando estamos falando sobre o mesmo assunto. Meu ponto de vista é sempre irrelevante.

— Isso não é tão importante. Cada um tem um modo de pensar.

— É importante e você sabe disso — ela protesta. — Eu existo, sou alguém, eu quero ser vista como alguém, quero ser ouvida.

— E o que espera desse casamento? Que ele te ouça depois que estiverem dormindo juntos todas as noites? Vou te dizer o que é casamento: uma convivência de dois estranhos sob o mesmo teto. — Ele pareceu amargo.

— Que visão mais pessimista! — ela disse, desanimada. — Não creio que seja isso. No seu caso, você se afastou e acho que se fez estranho. A distância só existe quando a colocamos no meio de um relacionamento, somos nós que a colocamos, admita isso.

— Quem sou eu para discordar de você, minha amiga? Tem um conhecimento da vida que supera sua idade, mas um desconhecimento de si mesma que a torna uma criança.

— O que quer dizer com isso? — Clarice quis saber.

— Você me pedindo definições. Ora, sei que me entende sem que eu precise abrir a boca — ele disse, por fim.

— Está superestimando esse nosso encontro-relâmpago. Não é tempo suficiente para que eu o conheça tão bem assim — ela comentou, um pouco incomodada por se sentir tão invadida.

— Não é o tempo, é a afinidade que se manifestou entre nós. E, afinal, não são as horas ou dias que definem o tempo: há pessoas que se relacionam durante anos e nunca chegam a se conhecer — ele afirma.

Clarice remete aquele pensamento a ela e Luiz Henrique, seu noivo. Às vezes ele parecia mesmo um estranho, apesar de se conhecerem há tanto tempo. Tinha a impressão de que nunca conseguia penetrar em seu mundo. Enxergava uma barreira invisível que parecia impedir uma aproximação maior ou, quem sabe, mais verdadeira. Era como se, de fato, nunca pudesse lhe sorrir com uma espontaneidade completa. Será que não havia mesmo uma artificialidade camuflada naquele relacionamento aparentemente perfeito? Quem sabe perfeito demais para ser verdadeiro.

As palestras recomeçam e agora ela se sentia mais distante ainda, cada vez mais penetrada dentro de si mesma e alheia a tudo que acontecia ao seu redor. Ao menos o tema mudava um pouco e já não se falava mais em poesias subjetivas. O Realismo tomava foco no auditório, mas também um certo realismo se revelava dentro dela.

Desperta de seus pensamentos quando percebe a movimentação no auditório, e então se dá conta do que ocorrera: as luzes se haviam apagado e o auditório ficara pouco iluminado para que a palestra prosseguisse, apenas com as luzes de emergência. Assim, a fala acaba sendo suspensa por uns instantes até que o problema fosse resolvido.

— Venha, Clarice, sei onde tem bastante luz.

Luiz Eduardo a puxa sem que ela tivesse tempo de protestar ou saber para onde ele a levava. Lá fora ele aponta o horizonte, abre os braços, respira fundo.

— Essa luz não é maravilhosa? — ele pergunta, empolgado, respirando o ar puro do hotel-fazenda.

— E se a palestra recomeçar? — ela diz, não querendo perder mais nenhum conteúdo.

— Ora, aqui ao nosso redor há uma fonte de inspiração muito maior que Carlos Viela de Almeida com seus discursos preparados, reproduzidos, retroprojetados — ele justifica. — Aqui o silêncio da natureza nos mostra muito mais do que discursos de homens. E depois, Realismo não nos interessa, somos seres de outro planeta, somos sonhadores e estávamos mais interessados em ouvir o lado subjetivo de Drummond, Vinícius, Camões.

— Está bem, mas nem só disso vive o mundo — ela rebate, achando que já era hora de voltar para o mundo real.

— É por isso que o mundo não vive — ele argumenta. — Nós vivemos nesse emaranhado de devaneios que nos faz girar como tontos ao redor de nós mesmos. Nós é que vivemos, porque esse mundo de faz de conta nos deixa pensar, de vez em quando, que podemos ser felizes — Luiz continuava divagando.

— E não somos? — ela perguntou.

— Somos? Somos de fato sempre felizes? — ele a questionou. — Quando você se sente de fato feliz?

— Em diversos momentos. Quando ouço uma música, por exemplo, me sinto feliz. Quando termina o meu expediente e volto para casa cansada, ligo o rádio e venho cantando sozinha eu me sinto feliz.

— E até sei o que você canta: "fundamental é mesmo o amor, é impossível ser feliz sozinho..." — ele brinca, cantando um trecho da canção do Tom Jobim. — E é por isso que está casando, não pode conviver com a solidão.

— Você é quem está dizendo isso — ela responde, não querendo mais confessar nada de si mesma.

— Ah, como somos parecidos, Clarice, coisas tolas me fazem feliz, às vezes me sinto feliz por saborear um vinho do Porto.

— Por comer uma torta de morango — ela não resiste e complementa os devaneios do colega.

— Por tomar um banho bem quente — ele continua.

— Lavar o carro — ela ainda completa, buscando outras coisas que gostava de fazer.

Os dois riam à toa, sem levar nada muito a sério enquanto caminhavam, distraídos do tempo, pelo pátio externo do hotel-fazenda. Luiz Eduardo era tão parecido com ela que estendiam a conversa fosse qual fosse o assunto. Poderia ficar horas conversando com ele sem se cansar e era muito estranho estar com alguém que realmente ouvia suas tolices e devaneios como se tivessem algum sentido.

— Às vezes eu ouço uma canção romântica e finjo que está sendo cantada para mim, fico me sentindo a mulher mais desejada nesses momentos e me sinto bonita — ela se sente à vontade para falar de si mesma, como se pudesse mostrar-se sem medo naquele momento.

— Você é bonita — ele diz.

Ela sorri indiferente, numa discordância implícita.

— Às vezes queria ser surpreendida com surpresinhas tolas, sabe? Uma rosa, um bombom, um poema, mas eu sei que não terei nada disso, pois Luiz Henrique é totalmente o oposto de mim, ele é prático, é racional ao extremo. Ele não sabe ser nada romântico — ela lamenta.

— Você é a poeta, surpreenda você — ele sugere.

— Não surpreendo, sou a romântica tola; ele, o homem prático e objetivo — ela responde, com certa amargura no olhar.

— Sou o romântico tolo que muitas vezes engrenou em fervorosas discussões políticas para ser companheiro — ele, então, também confessa. — Não é você que diz que devemos ceder? Eu cedi algumas vezes, quis fazer parte do mundo dela, mas não tolerava quando ela não conseguia fazer parte do meu, é verdade. Então, fui me isolando dela, daquela indiferença que me irritava.

— Você foi também egoísta — ela acaba dizendo.

— Você já me disse isso. Mas sei ser generoso também. Nunca foi surpreendida com um poema? Eu poderia fazer um poema agora para você.

— É mesmo? Pois vá em frente — ela o desafia.

Luiz Eduardo sorri, arranha a garganta como que para preparar a voz, interrompe a caminhada, virando-a de frente para ela antes de encará-la uns segundos, como que buscando inspiração.

— Clarice... — ele pronuncia seu nome quase num sussurro. "Claríssima... clarividência do evidente desejo de ser... Clarice, deixe que eu seja você ao menos um instante para poder ser inconstante... sem deixar de ser suave."

— Não sou sempre suave — ela quis discordar dele.

— Sim, suave, como você é suave! — ele declara. — Imagino que todo ser humano deva ser inconstante, só que uma mulher sabe gerenciar isso sem pôr tudo a perder. Um homem não tem instinto e sempre esquece que não deve fazer certas coisas porque irá se arrepender depois.

— Podia apenas aprender com o arrependimento — ela se manifesta.

— Não, nunca aprende, o homem demora anos para amadurecer — ele confessa.

— Isso me inspirou um plágio do seu poema: "Luiz... luz... lucidez inconstante... luzerna de mim, itinerante..." — ela ri, interrompendo a si mesma. — Foi horrível. Vamos parar com isso e nos concentrar apenas na docência. Eu não sobreviveria como poeta.

— Foi para mim, isso é que importa — ele sorri, com gratidão no olhar.

— Ora, Lu, veja só, parecemos dois tolos nos fingindo de poetas, ainda bem que ninguém pode nos ouvir — ela se diverte, jamais imaginando uma conversa tola e descompromissada como aquela com o noivo.

— Não vai falar de Fernando Pessoa? O poeta é um fingidor... — ele se refere a um dos mais famosos poemas do autor.

— Não, não fingimos, sentimos de verdade — ela responde — todas essas dores, todas essas angústias — ela conclui.

— Puxa, agora você foi profunda! — Luiz lhe sorria com um olhar carinhoso, era um verdadeiro sorriso de admiração e empatia.

— Bem como sentimos todas essas alegrias incompreensíveis. Está melhor assim? — ela tenta ser mais otimista.

— Bem melhor. Sabe, eu não me importo se o que escrevo é ruim, porque mesmo que eu tenha consciência disso, tenho uma necessidade enorme de colocar esses desabafos no papel, arrancar esses pensamentos confusos e tentar montar um painel de mim mesmo.

— E já conseguiu montar?

— Bem, ele ficou assim, uma mistura de dadaísmo com impressionismo e surrealismo, principalmente indefinismos — ele ri e então a desafia: — Me defina você. Aliás, você quase me definiu em poucas horas de observação.

— Fiz isso? — ela pergunta, surpresa.

— E nem percebeu. Venha, vamos alugar um cavalo — ele convida, olhando para o lado do salão — a luz não vai voltar tão cedo.

Dirigem-se ao estábulo. Havia apenas um animal disponível, pois outros visitantes, entre eles alguns participantes do congresso, já haviam tido a mesma ideia.

Dividem, então, o mesmo cavalo, até porque Clarice nunca havia montado. Naquele passeio, ela experimenta sensações indefiníveis; o vento soprava em seu rosto como uma carícia e até se dava o direito de se sentir uma personagem de algum romance medieval, uma princesa galopando sem rumo com um cavalheiro misterioso. Sorria consigo mesma de seus pensamentos e fecha os olhos deixando-se dominar por uma calma deliciosa, uma paz paradisíaca.

As mãos quentes de Luiz Eduardo a apertavam com firmeza, mas uma firmeza protetora. Se estivesse com o noivo a reação dele seria imediatamente mais erótica, pois era nesse aspecto que ele se tornava quente e, talvez, apenas nesse aspecto. Ao contrário, Luiz Eduardo não levava seus pensamentos ao lado carnal, mas a um plano muito mais espiritual, que ultrapassava os limites do corpo, era um toque de almas, de intensa afinidade. Era como se compartilhassem de um mesmo universo interior que se inter-relacionava em uma harmonia intrigante.

Um passeio de minutos, mas tinha a sensação de horas. Horas que ultrapassavam a materialidade de tempo.

Esse é o único momento em que o silêncio é compartilhado enigmaticamente entre eles. Quando se sentam mais tarde no mesmo monte de terra em que haviam estado após o almoço, é o espetáculo do pôr do sol que dividem.

— O crepúsculo é algo que sempre traz uma certa nostalgia — ele recomeçava a falar. — No entanto, o cair da tarde hoje tem um sabor diferente para mim, sinto-me feliz, estranhamente feliz. Ao mesmo tempo que, por outro lado, me entristece a constatação de que o cair da tarde também indica que estamos quase nos separando.

— É verdade, daqui a pouco nossos ônibus partem — ela se dá conta.

— É essa a única tristeza deste dia tão incomum: saber que vou me separar de você, dessa companhia tão agradável que você foi.

Clarice começa a pensar em como era engraçada a sensação de que parecia estar ali na companhia de Luiz Eduardo há tanto tempo. Haviam-se passado apenas horas, uma manhã e uma tarde, nada mais. A noite chegava devagar, trocando aos poucos as cores do horizonte, despedindo o sol que aquecera timidamente aquele fim de tarde.

— Só agora é que me dei conta de que só se passou um dia — ela diz — mas a sensação que eu tenho é de que te conheço há bem mais tempo!

— É o mesmo que eu sinto. O interessante deste *workshop* foram os discursos paralelos que ouvi e me ensinaram muitas coisas — Luiz confessou.

— Não diga tolices, Lu, quem sou eu para ensinar alguma coisa a você? — ela perguntou, sabendo que ele tinha muito mais experiência de vida do que ela, talvez pela idade, talvez pelas histórias.

— Lu, é a segunda vez que me chama de Lu — ele observa.

— É mesmo? Sabe que não me dei conta disso? E sabe o que é mais estranho? Eu nunca chamei o Luiz Henrique de Lu — ela se dá conta.

— Não combina com um homem sério como ele, mas você tem uma atmosfera tão mais leve.

Luiz Eduardo suspira, um suspiro triste.

— Isso me dá medo por você. É difícil conviver com alguém com quem você não tem completa liberdade. Um casamento exige cumplicidades e afinidades — ele comentou.

— Você ainda acha que vai encontrar sua cara-metade? — ela quis saber se, apesar da desilusão com o fim do casamento, ele ainda acreditava na vida a dois.

— Bem, eu achei que tivesse encontrado, mas não soube manter esse relacionamento. Por outro lado, me vejo preparado para começar de novo — ele admite.

— Ou, quem sabe, recomeçar o velho — ela sugere.

Não sabia por que tinha dito aquilo, mas sentia certa tristeza no olhar do colega. Sabia que, no fundo, a separação era dolorosa para ele e não tinha sido uma decisão fácil.

Luiz Eduardo parece pensativo diante daquela afirmativa.

— Quantos anos você tem? — ele pergunta.

— Vinte e sete.

— Você acha que, se desistisse de tudo, teria paciência para recomeçar? — ele quis saber.

— Eu não sei, às vezes acho que me acomodei e tenho preguiça de viver tudo outra vez, o começo, a entrega, a descoberta.

— Ou a descoberta e depois a entrega talvez fosse o melhor caminho — ele sugere.

Ela pensou sobre o que ele acabara de dizer. Talvez, de fato, ela e o noivo ainda não tivessem tido uma verdadeira descoberta um do outro.

— Estão nos chamando — ela avisa, vendo que alguém lhes acenava.

Luiz Eduardo levanta-se, ajudando-a a levantar-se também. Dirigem-se ao interior do salão principal, agora iluminado por velas. Tinha ocorrido um curto-circuito em um dos cabos do outro salão, mas que afetou todo o hotel-fazenda. Como o problema demorou para ser resolvido, não teriam tempo hábil para finalizar as últimas palestras. A coordenação do *workshop* oferecia um novo encontro ou ressarcimento parcial dos valores.

Estavam desculpando-se pelo imprevisto e oferecendo um jantar como despedida. Haviam preparado um ambiente à luz de velas para adaptarem-se à situação da falta de luz sem perder o charme. Clarice e Luiz Eduardo sentam-se juntos mais uma vez e aproveitam aqueles últimos momentos na companhia um do outro.

— O clima é aconchegante — ele diz, mais tarde, quando tomavam um café num dos sofás perto da lareira.

Clarice o observa através da fraca luz que refletia seus olhos castanhos, as finas marcas do tempo que surgiam de seus olhos, tornando-o ainda mais interessante. Queria olhar bem para aquele rosto para não esquecer sua fisionomia, o charmoso estranho que não veria nunca mais. Não sabia ao certo se o achava charmoso agora só porque havia simpatizado tanto com ele ou se ele era de fato um homem atraente. Era mais velho que ela, assim como Luiz Henrique, ambos maduros, porém Luiz Eduardo tinha uma suavidade que jamais conhecera antes. Além disso, ele falava devagar, falava olhando nos olhos, e isso tornava qualquer diálogo muito mais aconchegante.

Luiz Eduardo parecia fazer a mesma coisa, observá-la enquanto corresponde àquele olhar com um suave sorriso. Aproxima-se devagar, seguindo um instinto que a faz tremer, será que ele seria capaz...? E será que ela deixaria que aquele desejo se concretizasse num contato proibido, inesperado e talvez inconveniente? Não estava preparada, sente-se confusa, temerosa, tensa, e ao mesmo tempo desejosa daquela concretização de um sentimento tão intenso e veloz, tão incerto e estéril. Podia sentir o seu hálito naquele proximidade, e nesse momento seus olhos se perdem, pois se sentia magnetizada por aquele instante.

Porém as luzes se acendem e ambos se retraem assustados, como se um choque os tivesse trazido novamente à realidade. Ouve-se um murmúrio geral de alívio e as vozes tornam-se altas. O momento extático se desfaz, era como se fosse um despertar abrupto. Luiz Eduardo sorri e segura sua mão para acompanhá-la até seu ônibus, agora que todos já chamavam para a partida.

— Boa viagem — ele diz somente, na porta do ônibus dela. — Eu posso dizer que amei ter passado este dia com você.

Clarice apenas sorri. Embarca com aquela melancolia estranha que tanto incomodava, mas Luiz Eduardo tinha o mesmo sorriso agradável que vira em seu rosto durante todo o dia, um sorriso que irradiava. Se pudesse encontrar Teresa, diria a ela que não assinasse qualquer papel de divórcio, pois ali estava um homem que a amaria para sempre e é esse o amor que toda mulher deseja.

Procura sua poltrona, onde é surpreendida com uma rosa e um bilhetinho deixados para ela. Não sabia em que momento ele colocara a flor ali, mas estava viçosa e exalava um perfume que lembrava aqueles momentos, as declamações, o passeio a cavalo, o pôr do sol, o contato que não existiu. Abre o papel cuidadosamente dobrado: "E quando digo amei, digo com essa intensidade mesmo com que sinto todas as coisas. Lu."

Clarice apenas suspira fundo, recostando-se na poltrona e olhando para a paisagem agora escura lá fora. Não se via muito, mas se sentia o cheiro da noite, a dança das árvores ao vento, a nostalgia de uma despedida. Lembra-se assustada de que deixara o celular na bolsa do curso e a abre depressa, pois provavelmente Luiz Henrique já havia tentado ligar inúmeras vezes. Consulta suas chamadas perdidas, mas não havia nenhuma, nem mesmo de longe ele estivera presente naquele dia. Decepção, mas sem gosto de tristeza, sem lamentos.

Depois de quase duas horas de viagem chega em casa depositando a aliança sobre a mesa. De tudo aquilo, só tinha uma certeza. Deita-se tranquila. Sabia que na manhã seguinte acordaria com a sensação de que tudo fora um sonho, e então, conforme despertasse, sentiria a nostalgia de lembrar que fora mesmo real, ou quase, e que agora já não era mais nada, senão apenas uma lembrança.

De volta a São Paulo, Luiz Eduardo abre o apartamento vazio, sentindo que agora a solidão parecia doer em dobro. Sentia-se mais carente do que nunca, certo de que não estava preparado para a solidão. Lembra-se da criatura doce que conhecera e que lhe havia mostrado sutilmente que duas pessoas conseguiam conviver com suas diferenças, que o amor não deve ser vendido por orgulho, nem jogado fora como um aparelho velho que não tem conserto. Liga para Teresa, deixando-lhe um recado na secretária eletrônica, com a única certeza de que não permitiria que aquele casamento acabasse e que estaria disposto a lutar por ele e conservá-lo para sempre.

Se Clarice fosse capaz de desistir de tudo, teria julgado encontrar sua verdadeira cara-metade e uniria sua poesia à dela. Mas já que estavam em caminhos diferentes e não ousara lhe propor alterar as coisas, agora se dispunha a reconquistar seu casamento. Estava novamente entrando.

No apartamento de Clarice, ela imagina que, se Luiz Eduardo tivesse proposto que ela largasse tudo para unir sua poesia à dele, teria tido a primeira atitude insana de sua vida e viveria um novo e talvez verdadeiro amor. Mas para começar, então, deixaria de viver um amor de mentira e esperaria o momento em que a felicidade real surgisse. Olha para as mãos agora livres do que simbolizava o compromisso que decidira desfazer e sorri, certa de que estava saindo.

DIÁRIO DE UM DESAMOR

Eu tinha sonhos quando você chegou, eu tinha uma reserva para Paris. Hoje sou uma lembrança da mulher que não fui. Não sei sorrir, desaprendi. Quero gritar, pegar o primeiro navio, carregue minhas malas, tenho pressa. Olha quantos sorrisos achei jogados no chão! Mas estão todos pisados, sufocados pela tua dor de ser infeliz, sufocados pelo meu horror de pular. Por que sentir medo da dor? Eu não caí em alta velocidade, caí devagar e meu corpo foi sendo arrastado sem compaixão. Sem paixão. Sem desejo. Sem intentos. Seria eu naquele vagão, acuada? Eu não era desbotada, era amarela, mas você me desgastou com tua sede de vingança, você é vermelho. Há uma aliança quebrada e um cinzeiro vazio, quem sabe cheguem visitas. Vou esperar enquanto preparo um conhaque.

Laura levantou-se e caminhou elegantemente até o bar, servindo-se de uma bebida quente. Segurava a taça diante da lareira como se estivesse tão firme quanto suas mãos. Sabia que seu interior estava destroçado. Vinte e cinco anos bebendo daquele veneno a conta-gotas.

O amor é o veneno mais cruel, não mata de imediato, vai destruindo pouco a pouco as células saudáveis da sua vida. A célula do sorriso, do amor-próprio, da vontade, do desejo, da ânsia de viver.

Olhou-se no porta-retratos sobre a estante. Quantos anos tinha quando aquele sorriso fora retratado? Talvez vinte, no máximo vinte e cinco, era ainda bonita por dentro, ainda brilhava. Em sua mente o passado remoía mais uma vez como em todos aqueles anos, todos os dias, o dia de ontem remoera, ontem ainda remoía claro como se fosse hoje.

As crianças não são mais crianças, não necessitam mais de mim, pensava, precisando daquele incentivo. Letícia... Estava tão linda na beca preta, segurava o canudo do diploma com orgulho. Ainda ontem estava dentro de mim e, naquela época, já presenciava minhas lágrimas. Há quanto tempo elas vêm caindo? Há quanto tempo minha face está molhada desse jeito?

Laura pega o outro porta-retratos. Eduardo caíra mesmo de paixão por Aninha, dois universitários apaixonados juntando suas vidas sem saber o quanto a vida a dois é difícil. Mas Aninha era uma garota de sorte, ser amada daquele jeito... Às vezes achava Eduardo muito passional e até temia que ele se machucasse, mas, por outro lado, admirava aquela disposição que o filho tinha para amar. Amar sem medo. Sim, admirava todos aqueles que conseguiam amar sem medo, pisar naquele campo minado chamado amor, campo em que ela própria fora bombardeada.

Agora era hora de sair, tentar se encontrar de novo, tentar recuperar um pouco de si mesma, juntando os pedaços que ficaram pelo caminho.

A bebida começava a fazê-la sentir-se mais leve agora. Coloca um CD para tocar e se embala suave tentando sorrir para si mesma.

Me deixe só, me deixe deslizar nas águas, flutuar ao vento, leve, leve... Sou uma pluma, um sopro, uma insignificante partícula, sou quase nada. Então me deixe no meu nada, feliz como nunca fui, vou sorrir por dentro, vou sorrir sozinha e meu sorriso ecoará por todos os cantos te ensurdecendo. Sou livre, sou águia e tenho sede. Chega de gotas, vou em busca de um rio.

Era quase meia-noite quando a porta se abriu. Vitor entrou dizendo um boa noite seco como sempre fazia. Eram dois estranhos vivendo no mesmo lar. Por alguns minutos ela se lembra vagamente do seu sorriso, algum sorriso espontâneo que trocaram há muito tempo atrás, lembra-se do seu próprio. Há quanto tempo não ouvia o som de sua própria risada... Mas não se lembrava de ter sido sempre triste daquele jeito. Em algum momento alguma coisa se rompeu dentro de si, o amor, a alegria, a vontade.

Laura vai se deitar. Como sempre, Vitor vai para a biblioteca, onde se trancava até tarde. Raramente se deitavam juntos, e a cada dia que deitava sozinha morria mais um pouco do que sentia, do que restava daquele amor remoto.

Antes demorava mais para pegar no sono, na esperança de que Vitor a abraçasse com o calor de que tanto necessitava. Porém, quando sentia o sono leve dele ao seu lado, a sensação era de rejeição, como se ele lhe negasse todo dia o direito de se sentir mulher, mas o olhar de Vitor também não era o olhar que a fazia sentir-se mulher. Sentia-se sufocada dentro do próprio lar, tinha vergonha de si mesma, de olhar aquele ser apagado que o espelho refletia. Não podia estar tão enganada, tinha corpo, tinha cor, tinha lábios, por que tinha deixado que seu brilho se apagasse daquele jeito?

A noite parecia sempre tão silenciosa. Ficava pensando em quantas pessoas estavam àquela hora em boates, bares, dançando, sorrindo. Como tinha saudade de um sorriso! Mas sabia também que, depois de tantos sorrisos, muitos estariam voltando para casa sentindo a mesma solidão que a afligia naquele momento.

Quem me tirou os sonhos, o sono, o solo? Quem me tirou de mim, me escondeu e me negou? Agora me busco, mas estou nem pele, meus pés sangram de andar em pedras, mas há uma maior à minha frente, sou eu. Sou eu querendo desistir, fechar os olhos. Amordaço a carne, não é hora de dormir, é hora de despertar e subir mais um pouco, é hora de chegar.

Não tinha visto a hora em que o esposo deitara, àquela altura já dormia tranquilo ao seu lado e ela tinha dormido e acordado tantas vezes. Era o que sempre costumava acontecer.

Levanta-se, sentindo sede e, ao passar pelo quarto de Letícia, observa o sono da filha. Tinha sido uma gravidez difícil. Na época estava passando por mais um momento de crise no casamento e o choro solitário era o que mais tinha marcado sua gestação. Seu corpo ganhava novas formas e, com a sua mente complicada de mulher grávida, ora se achava atraente, ora se sentia estranha. Naquele tempo ainda esperava um toque diferente, um olhar especial, ainda ansiava ouvir as palavras certas, palavras que nunca vieram. Quanta mágoa, quanta mágoa tinha em seu coração... Aquele estranho ao seu lado nunca lhe dissera as palavras certas, nunca estivera presente em suas noites vazias. Às vezes sentia ódio, muito ódio...

O ódio que venho nutrindo agora é meu alimento, me protege de você e de teu falso amor. Agora é meu ódio que me corrói e me envenena, estou te matando, mas estou morrendo, não importa, na vida se morre um pouco todos os dias. Não sou mais eu, você me desfigurou. Silêncio na sala, a TV está desligada, eu estou desligada e você está dormindo, você está dormindo há muitos anos e eu às vezes sinto compaixão por teu rosto triste, mas então meu ódio me desperta, é ele que me alimenta agora, são tuas palavras, são teus gestos.

Na manhã seguinte, aquele estranho estava com ela no café. Até trocaram algumas palavras quase formais como sempre costumavam fazer. Vitor costumava falar dos assuntos da empresa, ou de quanto estava se aperfeiçoando nas aulas de tênis, entre outros temas, normalmente os de seu interesse.

Enfim, ele sai para sua caminhada matinal. Agora cuidava bem mais da sua saúde, afinal, a idade passa para todos e ele era uma pessoa extremamente preocupada com a aparência e o bem-estar físico, de si mesmo, é lógico. Agora Vitor estava tão bem, mas sua memória fraca de homem jamais o recordaria de que um dia precisara dela também. E aquele Vitor fora o único que ela um dia amara, o homem adulto que deitara em seu colo como criança em tantos momentos de dificuldade. Aquela pureza morreu, ela nem se lembrava quando, ficou só o homem, só o estranho.

Para que lembrar de alguém que não existe? Para que se aprisionar a um passado tão remoto que nem mesmo um milagre traria de volta? Ela se perguntou. De fato, era hora de despertar, pisar a realidade e desprender-se de vez de todas aquelas amarras. Recorda-se de seu sonho antigo, pisar os pés descalços na areia, sem pressa, sem compromissos, sem destino e sem ninguém. Ah, Cancun, ver gente feliz de verdade...

Mas o México estava longe e, ali, jamais sentia a areia sob os pés, só um oceano imenso a afogando, sem terra à vista, completamente sem chão.

Estou no meio de um oceano, e a água me cobrindo. Estou feliz, meu grito é de quem se liberta...

Laura abre os olhos, assustada, tinha caído no sono assistindo ao telejornal da manhã na sala de TV. Sentada no sofá, lembrava-se do sonho nostálgico. Havia se mudado para uma das casas da sua infância, e era uma mistura de todas as casas em que vivera, mas estava mal cuidada e com o mato crescido. Letícia ainda estava na barriga, e ao mesmo tempo que se sentia feliz, havia uma nostalgia que, ainda depois de despertar, conseguia sentir quase que nitidamente. O rio era o que havia perto da primeira casa em que morara, mas as águas estavam muito fundas, por isso havia voltado para a margem, lembrando que se banhavam em família, jamais sozinha. No sonho, Laura sentia que faltava algo, era o pai. Era o pai que faltava naquela casa que era a mistura de todas as casas em que vivera e em quais ele estivera presente. Talvez por isso a tristeza, a nostalgia, o vazio.

A lembrança da figura paterna representava naquele momento a proteção de que tanto sentia falta. Quando criança, sentia-se amada e protegida, havia sempre um porto seguro. Preciso de um pai, preciso de um colo, dizia para si mesma enquanto se encolhia no sofá, por que não podemos ser crianças para sempre? Por quê? O lar em que vivia não lhe pertencia, aquela vida não lhe pertencia, tinha que se libertar de tudo aquilo que representava seu fracasso como mulher, mas não conseguia dar nenhum passo.

Me dá um prato de comida, tenho fome. Me dá uma pedra de brilhante, tenho anseios. Meu corpo tem pele, forma, cor, minha mente dispara, meu coração acalma. Meu coração pede, minha mente nega. Eu me calo. Não reclame, eu me calo, me calo para sempre. E esse é meu grito. Meu grito fere, acuado e tenso, meu grito vinga.

Não me chame de cordeiro quando quero ser loba. Não deite como irmão quando deito como amante. Inconstante, meu corpo rejeita rejeição. No programa: esquece. Esqueço. Esqueça que tenho medo, esqueça que sou um segredo.

Me escondo de mim e digo não, mas você pensa que é sim, então me dá uma taça de champanhe, tenho sede. Me dá uma joia rara, um olhar que perceba: tenho detalhes.

Ou a carta de alforria. Tenho pernas.

Dia após dia, noite após noite, somente o barulho irritante do relógio da sala lembrava Laura de cada segundo que se esvaía de sua vida, cada segundo jogado no lixo, no nada. Sentia-se uma mulher sem vida, mas naquele fim de tarde algo em especial lhe chamou a atenção no calendário do escritório, onde estava, então, sentada tentando terminar o romance pelo qual a editora já lhe cobrava. Era vinte e cinco de outubro. Que sentido, afinal, fazia aquela data? Vinte e cinco anos de sonhos destruídos, a agonia triste e lenta do fim de um amor...

Por uns instantes ela tenta se lembrar de quem era aquele estranho que vivia ao seu lado. Flashes rápidos e vagos de um passado distante lhe assombram a mente naquele momento, como de que um dia foi bom sentir o sabor daqueles lábios, o calor de suas mãos... Sempre gostara de suas mãos. E braços. É, agora se lembrava, gostava dos pelos pretos dos seus braços, contraste bonito com a pele clara; e os cabelos também, agora se lembrava, os cabelos do esposo eram macios.

— Você sabe que dia é hoje? — ela, num impulso, lhe perguntou mais tarde.

— Não — ele respondeu, enquanto analisava uns projetos da empresa.

— Fazemos vinte e cinco anos de casados — ela lembrou.

— É? — ele perguntou, sem muito interesse. — Você quer fazer alguma coisa? Quer sair para jantar?

O convite certamente a surpreendera, apesar de senti-lo um pouco mecânico, mas ela decide ir. E, naquela noite, sente-se especialmente bonita. O vestido vermelho havia tanto tempo guardado sem uso no armário ainda lhe servia, talvez estivesse um pouquinho justo, mas se sentia sensual dentro dele, com formas mais arredondadas. Nunca o havia vestido; desde que comprara não tinha encontrado estímulo para querer ser admirada nele. Solta o cabelo, finalizando com leves gotas da colônia de que o esposo gostava tanto.

Na sala, Vitor segurava um copo de uísque, enquanto observava a cidade pela janela do apartamento.

— Está pronta? — ele depositou o copo sobre a mesinha de centro.

— Sim, podemos ir — ela responde, sorrindo, esperando que ele lhe dissesse as palavras certas desta vez.

— Você engordou um pouco ou é impressão minha? Aposto como nem tem ido mais para a academia — ele comentou apenas, e já emendou um outro assunto: a última marca alcançada por ele na natação.

Laura apenas sorri, um sorriso apagado, ele não merecia comentários, merecia apenas seu silêncio. Mais tarde, sentada à mesa, no restaurante, ela o observava enquanto ele contava sobre os seus negócios.

Quem é você? Quem foi o homem que eu amei? Eu amei? Eu realmente amei? Quem sou eu... Ela divagava em seus pensamentos. Na verdade, nem sentia mais vontade de estar ali, discretamente olhava no relógio esperando que ele a chamasse para irem embora.

Em casa, prepara-se para dormir, mas um último desejo ainda relutava em deixá-la pegar no sono. Seu corpo às vezes ainda pedia para ser tocado, mas não era apenas sexo que queria. Queria ser olhada nos olhos uns minutos antes, ou apenas alguns segundos. No entanto não se espanta quando Vitor se distrai no outro quarto antes de vir deitar-se, certamente já havia escovado os dentes e agora apenas "matava tempo", na verdade, a matava. Sim, ele a matava mais um pouquinho.

Laura forçava o sono que não vinha, enquanto remoía a revolta dentro de si, sufocava o desejo com o ódio que era o único calor de seu corpo agora.

Quero um banho de chuva e um prato de camarão. Quero trufas e uma taça de vinho. Quero mãos.

Escada em caracol, coleira, colar de pérolas. Champanhe, canção, colchão. Uma boca.

Estar no meio da festa, estar no foco da mira, no alto da roda-gigante. Nos dedos, um diamante.

Quero olhos, sentimentos, quero sede. Sou mulher, tenho desejos.

Já tinha adormecido quando sentiu seu corpo sendo tocado. Nem tinha visto a hora em que ele deitara e tampouco entendia por que, de repente, ele resolvera lembrar de que dormia com uma mulher do seu lado. Ela permanecia imóvel enquanto sentia que o corpo dele pedia pelo seu e as mãos ávidas tentavam despi-la. Depois de tanto tempo a ignorando, fazendo-a sentir-se como a última das mulheres...

Seu corpo pedia mais daquele homem que a acariciava, mas sua mente fervilhava, seu coração queimava de ódio, um ódio crescente que a dominava naquele momento. Todas aquelas noites de desprezo por parte de Vitor vinham sobre ela como se a amordaçassem, gritavam, deixavam-na surda. E louca. Tinha nojo de si mesma, tinha nojo de se sentir um objeto e tinha nojo agora daquelas mãos que a tocavam, sem calor, sem sentimento.

Tinha que dizer para aquele sujeito tudo que estava sufocado dentro dela, mas não tinha vontade, não mais. Tantas vezes dissera, tantas vezes pedira um pouco de amor com os olhos, com o corpo, com algumas parcas palavras que foram cessando cada vez mais. Seu coração agora estava seco, seus lábios, mudos.

— Estou com dor de cabeça — disse, por fim.

São as únicas palavras que saem frias de sua boca, pois não teve vontade de se justificar, de dizer o que já havia sido dito tantas vezes. Vitor a larga imediatamente, entendendo o recado. Nada diz, pois, como sempre, nunca tinha nada a dizer. Virada para o outro lado da cama, como se acostumara a dormir depois que se convencera de que não precisava mais daquele abraço frio, Laura só sentia as lágrimas insistentes em seu rosto, chorava silenciosamente, mais uma vez, com aquele turbilhão de sentimentos a destruindo por dentro, tristeza, ódio, desprezo, nojo, talvez amor, talvez.

Não vejo a hora de sair, voar muito alto, sou águia, mas não saí do chão. Tenho sede, mas o poço está seco, tenho pressa e o relógio parou. Eu não estou morta, você vai ver, tenho pernas que me levam e eu vou. Você é cinza. Quem te deixou envenenar meu mundo? Fui eu, eu sei... Mas agora meus olhos estão se abrindo, não te conheço mas estou me conhecendo, sou leve, posso sorrir.

Na manhã seguinte, quando Letícia acorda, Laura estava sentada na beirada de sua cama a observando.

— Mãe, que faz aqui a essa hora? — a filha perguntou, ainda sonolenta.

— Acordei cedo e quis te observar um pouco. Você sabe que eu te amo, não sabe?

Letícia sorri.

— Por que isso agora, mãe?

— Só queria que soubesse, às vezes nos esquecemos de dizer para as pessoas que elas são importantes. E eu já te disse que você foi muito desejada? Você e Eduardo foram planejados com muito carinho. Nunca esqueça que eu sonhei com você antes de você vir à existência.

— Vem cá, estou te achando carente — a filha abraçou a mãe. — Acho que está assim porque o filhinho se casou — a filha brincou.

— É impressão sua — Laura tenta se fazer de forte — coisas de mãe mesmo. Eduardo casou, você está noiva. Passa tão rápido que, quando nos damos conta, os filhos já alçaram seus voos...

— Vou estar sempre aqui, vou cuidar de você — a filha disse.

— Não, filha. Cuide de si mesma, seja feliz apenas. A vida é um presente, não jogue fora — ela se levantou, preparando-se para sair.

— Esqueci de te dizer, o editor do seu livro ligou ontem à noite para você. Ele parecia um pouco aborrecido — Letícia contou.

— Eu sei, eu estou atrasada com a data de entrega do romance, mas já estou resolvendo isso, até já tenho o final pronto.

— Sobre o que está escrevendo? — ela quis saber.

— O livro é sobre uma mulher que passou a vida inteira vivendo uma mentira enquanto se alimentava das migalhas de um amor. Uma mulher que vegetou anos numa história de amor que nunca existiu. Uma covarde, apenas uma covarde que não tinha coragem de buscar sua liberdade — ela dizia e, quando descrevia sua personagem, era como se descrevesse a si mesma.

— Você e suas "mulheres sofredoras"... — a filha riu.

— Mas o final dessa mulher vai ser diferente... — disse, já se retirando.

Havia uma última página em branco que deveria ser preenchida, antes de finalizar aquele diário velho que ficaria amarelado e esquecido pelo tempo. Mas escreveria longe dali, com os pés sobre a areia.

Foram instantes de profunda reflexão, enquanto renascia. Renascia lembrando do comentário inconveniente do esposo sobre seus quilos a mais, renascia ao se lembrar da indiferença, do desprezo. De repente não enxerga mais as mãos brancas e delicadas, vê garras. E com essas garras arranca de dentro de si a loba selvagem que adormecia. E foi assim que fez as malas, partindo para um nova história.

Vi uns olhos refletindo os meus, tristes, naquela tarde cinza. Caminhar sozinha, sonhar sozinha e dançar sozinha na sala, às vezes em Cancun, outras em Ouro Preto.

No México, sorrio sozinha e feliz, estou acima do peso, mas ninguém me exige perfeição, por isso sou perfeita. Perfeita e feliz. Fecho os olhos enquanto danço, sou quase nativa, nunca fui tão sensual... A música me contagia e o sol aquece o gelo do peito.

Em Ouro Preto sou a adulta que pede colo, sem choro, sem manha, pois meu pai me sorri. Ele toca violino nas minhas lembranças de um tempo que não vivi. Lembrar sozinha, sentir sozinha e chorar em silêncio

Por isso aqueles olhos refletiram os meus, calados. Afinal, quem me sorriu, não sei. No banho não esqueço que sou mulher, na cozinha essa lembrança às vezes me foge, mas no quarto estou sozinha. Na varanda, minha rede balança, vou e volto, mas quando percebo estou em pé e ela se move só.

E eu só observo...

Porém, dessa vez, Laura não divagava solitária na sala fria do apartamento, não observava apenas o marasmo de sua vida e sim a maresia, o sol, um céu azul profundo. A música alegre que vinha ao seu ouvido parecia aquelas que costumava ouvir quando dançava sozinha na sala de sua casa, imaginando-se ali, onde estava exatamente naquele momento.

Não sabia o dia, nem a hora, de que importava? Lembrava da última conversa com a filha ainda sonolenta. Lembrava do sorriso maroto de Eduardo, o sorriso alegre e profundo que sempre invejara, mas que agora podia expor também. Era uma imagem realmente diferente, Laura sorria, sorria como havia muitos anos deixara de sorrir, enquanto se embalava leve, apesar dos quilos a mais que não mais a sufocavam. Não era mais uma escritora conhecida, agora só escrevia a sua própria história e escreveria um pouquinho por dia, por hora, por segundo, longe, bem longe do relógio. O tempo não era mais problema, agora aprendera a sorrir.

Não tinha compromissos, nem preocupação com trânsito, salões, cabelos e saltos. Seu sonho de fugir se havia concretizado. Parece mentira? Pois a mulher covarde ficara enterrada no Brasil, com toda a sua história cinza. Agora queria cores, queria vida, todas as cores de Cancun. Todas as cores de si mesma que apagara um dia. Estava recomeçando.

Não era mais dona de casa, morava num trailer à beira da praia, perto da barraca onde vendia bebidas tropicais. Não era mãe, não era esposa, era apenas mulher. A mulher que tinha esquecido que fora um dia e que agora resgatava. Tornara-se selvagem, tornara-se viva e diariamente escreveria uma nova história.

A GRANDE NOITE NO CASTELO

Eram exatamente oito horas quando entrei no grande castelo, na verdade a mansão de Ricardo Gutierrez, um antigo colega do tempo da faculdade que resolveu fazer uma festa em grande estilo para reunir alguns velhos conhecidos. Apaixonado por lugares temáticos, a sua última ideia foi caracterizar a própria mansão de castelo, e lá fomos nós, fantasiados de reis, rainhas e nobres.

O ambiente deixou-me excitado logo na entrada, tudo muito suntuoso e detalhado. Se eu já não conhecesse o lugar, diria que estava entrando de fato em um castelo. Por outro lado, meu colega não deixava de ser nobre, filho dos Fernandes Gutierrez, neto do famoso empresário Henrique Fernandes Gutierrez, dono de um grande império no ramo de mármore. Eu, de início, estava me sentindo um pouco deslocado. A madeireira de meu pai foi a minha única herança, que, graças a muita dedicação, mantenho até hoje, o que me dá um bom nível de vida, mas não me abre as portas ainda para a alta sociedade.

Ricardo tinha sido de fato criativo, e os convidados não pouparam esforços para entrar no "clima". As mulheres, apesar de todo o peso das roupas de época, o que provavelmente incluía espartilhos, babados e suportes por baixo, usavam decotes deslumbrantes. Damas e cavalheiros de perucas enormes sorriam fazendo poses nobres.

Um garçom sorridente, vestido de serviçal, ofereceu-me uma taça de champanhe. Aceitei e segui, encaminhando-me para o grande salão. Confesso que, vestido de príncipe, eu me passava tranquilo por um legítimo nobre, pois, quando não se tem tanto dinheiro quanto Ricardo, um pouco de charme ajuda. Finalmente alcancei o interior da casa, mas foi no momento em que coloquei os pés no grande salão que me dei conta de que estava realmente num castelo, pois a visão que tive foi de um conto de fadas. Uma rainha levantava-se graciosamente de sua majestosa poltrona de veludo com bordados dourados e seus pés delicados pisavam suavemente o tapete vermelho estendido à sua frente.

Permaneci extasiado, sem qualquer movimento ou qualquer distração que me fizesse tirar os olhos dela. O sorriso delicado que tinha nos lábios permaneceu o mesmo assim que pôs os olhos em mim, nenhum sobressalto ou constrangimento. O olhar seguro tirou-me todo o equilíbrio e seus gestos eram tão delicados que pude realmente entender o sentido de ser nobre naquele corpo.

Alguém me bateu com o cotovelo, despertando-me do delírio; fazia-me um sinal para que eu me curvasse como todos estavam fazendo diante da passagem da rainha. Curvei-me depressa, estranhando que aquelas colunas estivessem tão maiores do que eu de fato me lembrava. E não eram somente as colunas, era a casa em todas as suas dimensões. Eu devia estar mesmo atordoado com a grandiosidade da festa montada por Ricardo, porque nunca me havia dado conta de que a mansão dele fosse tão suntuosa daquela forma.

Esqueci da casa quando senti o perfume da rainha, então levantei os olhos sem resistir a apreciar sua passagem, a pele branca e aveludada era um convite ao toque. Desci lentamente os olhos ao pescoço e fui acompanhando o colar dourado que unia uma majestosa pedra verde, pura esmeralda, pousada sobre o colo mais perfeito que já vi. Senti-me zonzo, ela olhou-me mais uma vez flagrando meu olhar, seu sorriso educado e ao mesmo tempo envolvente foi a última imagem que ficou em minha mente. Foi quando eu o vi ao seu lado, a rainha já tinha o seu rei, e eu, apenas um pobre "príncipe" filho de madeireiros, fui diminuindo.

Olhei para dois homens que me encaravam do outro lado do salão, certamente tinham percebido meu olhar interessado e indiscreto. Talvez fosse hora de me retirar. Acredito que finalmente me dei conta de que aquele não era um lugar para mim.

Tudo era tão estranho que cheguei a pensar que estivesse delirando, mas, quando tentei sair, não conseguia me localizar e dei muitas voltas em círculo. Achei que estivesse maluco, pois eu estava, de fato, em um castelo.

Quando alcancei o lado externo, não mais reconheci o jardim da mansão, mas vi um jardim imenso, iluminado por lampiões que já nem se produziam mais. Ainda receoso, virei-me para trás e quase desmoronei ao vislumbrar aquele castelo todo feito em pedra. Duas torres altas e imponentes resplandeciam sob uma lua cheia que parecia tocá-las. Todos conversavam em língua hispânica e falavam da última grande luta do rei Arthur Gonzalez Montero del Ensueño. Havia tanta gente e o jardim era tão grande que já me sentia esmorecido de caminhar por aquele castelo, que mais parecia uma cidade.

Decidi que o melhor seria encontrar Ricardo e perguntar-lhe o que estava acontecendo, então retornei ao interior e, para meu desespero, mais uma vez me perdi, entrava e saía de aposentos.

Fui parar em um longo corredor com dezenas de quartos, quando uma porta semiaberta despertou minha atenção. Parei ao ver o reflexo daquela que, para mim, era a rainha mais linda e perfeita que qualquer conto de fadas fosse capaz de recriar. Permaneci calado atrás da porta e, através do espelho, eu via os seus gestos delicados ao se retocar. Não sabia se deveria retroceder depressa quando aquele olhar encontrou mais uma vez o meu. Quis sair, mas meus pés pareciam petrificados, ela era linda, perfeita.

Assustei-me com o barulho da escova que ela derrubara com o susto antes de se colocar, subitamente, em pé, deparando-se comigo. Não, não era ilusão de ótica, ela era de fato encantadora. Dei um passo para trás.

— Espere — ela me disse, depressa.

— Desculpe, é que estou perdido — tratei logo de me justificar.

— Entre logo, antes que alguém o veja — disse a rainha, fechando a porta atrás de mim.

Naquele momento, confesso que senti um pouco de medo, pois se fosse pego poderia ser meu fim. Eu, um príncipe de mentira nos aposentos da rainha, rainha...

— Rainha Judite Gonzáles Montero del Ensueño. E você, quem é? — ela se apresentou.

— Eu... eu sou o príncipe Felipe do reino de... do reino de Monteville — eu disse o primeiro nome que me veio à mente.

— É claro que conheço o reino de Monteville — ela mencionou, parecendo surpresa.

Judite sorriu e achei que talvez estivesse querendo brincar comigo. Então ela começou a contar uma história passada no suposto reino, cujo nome eu havia inventado na hora.

— Meu pai me levou ao reino de Monteville quando eu era pequena; minha prima Isadora se casaria com um nobre chamado Belford, filho do Conde Gerald Montreux. Você deve se lembrar dessa história, ele havia engravidado uma plebeia e, no dia do noivado, fugiu com ela, aquele inconsequente. Lembra-se do desfecho?

— Bem, eu... não estou conseguindo lembrar — me fiz de esquecido e resolvi entrar na brincadeira.

— Meu tio mandou persegui-los até os encontrar e fazer justiça à sua filha, que fora enganada. O rei de Monteville, desde então, tornou-se inimigo de minha família, já que ele e o Conde eram muito chegados.

Engoli em seco, surpreso com sua imaginação:

— É uma história e tanto! Ouvi-la de novo me faz lembrar de que talvez eu não seja bem visto perto de você — eu deduzi.

— Na verdade, ninguém é bem visto perto de mim. O rei Arthur Gonzalez sente um ciúme doentio, o que é natural, afinal, deve ser ciente da nossa diferença de idade. Fui obrigada a casar-me com ele aos quinze anos, ele já havia acertado isso com meu pai desde que eu tinha apenas cinco. Depois que nos casamos, eu perdi tudo, a infância, a juventude, a alegria — ela contou, com olhos tristes e perdidos.

— Não foi o que pareceu. Tem um sorriso tão encantador que seria capaz de trazer vida a um morto — acabei dizendo.

Nesse momento ela riu de forma levemente sonora, e a cabeça caiu graciosamente para trás, num gesto que me deixou ainda mais hipnotizado.

— Há quanto tempo não ouço algo tão cativante! Jamais nego um sorriso a alguém. Foi só o que me restou, as lágrimas deixo para quando estou sozinha, não são bonitas para serem compartilhadas.

— Eu não me importaria de compartilhar lágrimas ou sorrisos com você. Disse-me que perdeu tudo desde os quinze anos, mas não perdeu, e creio que jamais perderá, a beleza estonteante da qual é dona.

— Estonteante e maldita — ela disse, ficando séria de repente. — É a beleza que faz de mim uma prisioneira. Na verdade, eu queria ser como aquela plebeia desajuizada que perdeu seu grande amor, mas somente depois de tê-lo vivido intensamente. Creio que ela é mais feliz, porque tem as lembranças e essas, sim, essas ninguém lhe tira, ninguém mata.

— Você diz coisas profundas — eu comentei, ainda impressionado com suas histórias.

— Eu queria apenas uma lembrança, mas fui arrebatada de minha liberdade tão cedo por um velho repugnante que fez de mim uma prisioneira de seu amor doentio. Pobre homem, deu-me tudo, menos uma verdadeira história de amor.

— Se ele a ama...

— Já despertei muitos amores, e aqueles que não souberam esconder seu encanto por mim tiveram um destino cruel. Não tive culpa, por favor, não me condene, não sei negar meu sorriso, não posso vestir um véu, meu rei gosta de exibir-me — ela lamentou.

Ela, então, caminhou suavemente pelo quarto, parando perto da janela com um profundo suspiro.

— Eu queria apenas ter sentido o amor, ao menos para um dia lembrar-me de qual é a sensação — ela desabafou. — Sinto-me vazia por nunca ter amado. O que se faz, príncipe de Monteville, o que se faz para sentir o amor? — ela me perguntou, com um olhar curioso.

— Não há receitas, minha rainha, o amor nasce naturalmente, de um olhar que estremece a alma. Depois ele aprofunda-se num sorriso que congela o corpo e, ao mesmo tempo, aquece.

Judite ficou pensativa como se alguma lembrança a tocasse naquele momento:

— Já sentiu isso, príncipe? — ela me questionou e prosseguiu com as suas perguntas. — E se for apenas uma ilusão? Como se faz para ter certeza?

— Bem, depois do estremecimento com o olhar, o êxtase com o sorriso, a confirmação só vem com o toque... O beijo que aquece não apenas o corpo, mas o espírito e o coração. E depois do beijo, sente-se a sensação de estar zonzo, como se o mundo girasse e caíssem flores do céu, como chuva de aromas.

Eu disse isso para alimentar os devaneios da linda rainha. Eu, que nunca havia sido muito romântico, nem me reconhecia falando aquele monte de bobagens que, no fundo, eu realmente sentia, pois estava embevecido de tal modo que já nem me interessava mais se era delírio ou realidade o que estava acontecendo.

Quando terminei de falar, não via mais nada senão seus lábios entre abertos e o olhar zonzo, o peito que subia e descia ofegante. Mergulhei mais fundo do que podia e aceitei o convite que seus lábios me faziam: mostre-me, mostre-me. Depois do beijo, senti-me exatamente como havia descrito, então nos olhamos apaixonados como se tivéssemos esperado anos por aquele momento e, no entanto, só nos conhecíamos havia minutos.

— Era essa a sensação que eu queria sentir ao menos uma vez na minha vida — disse-me, doce, antes que eu a beijasse novamente.

Aqueles beijos pareciam mais irreais ainda do que tudo que eu estava vivendo, pois era maravilhoso sentir seus lábios carnudos e sensuais. Acariciei seus braços para sentir sua pele macia e subi ao pescoço e ombros, fascinado pela textura de sua tez. O batido na porta nos fez dar um sobressalto tão grande que, para segurá-la, acabei agarrando-me ao colar, que se rompeu em minhas mãos.

— Fuja, fuja pela janela — ela disse, depressa.

— O que faço com isso? — perguntei, mostrando-lhe o colar.

Assustada, ela pegou o colar da minha mão, colocando-o no meu bolso depressa.

— Esconda-o em qualquer lugar, não há tempo para eu recolocá-lo. Agora vá, depressa. Voltaremos a nos ver ainda hoje.

Loucura. Voltar a nos ver? Nem que eu escapasse vivo me arriscaria de novo. Atravessei a janela com o coração aos pulos, equilibrando-me pelas varandas para tentar alcançar de novo o jardim. Caminhava depressa e sem rumo, temeroso do que pudesse me acontecer, pois certamente seria condenado à forca por ousar aproximar-me da rainha. Encontrei-me mais uma vez perdido no imenso jardim do palácio, parei já sem fôlego num pequeno coreto e, quando encostei para descansar um pouco, a primeira imagem que me veio à mente foi a dos olhos apaixonados da rainha. Sentia o seu perfume ainda em minhas mãos e não conseguia tirar o seu gosto dos lábios.

Estava tentando me recompor e entender tudo o que vinha acontecendo desde que coloquei os pés na mansão que virou palácio que... que estava me levando à loucura. Eu já nem sabia mais quem eu era ou onde estava, sabia apenas que estava apaixonado.

— Príncipe de Monteville?

Aquela voz suave soprou como uma brisa perfumada em meus ouvidos. Virei-me deparando a rainha na ponta da escada.

— Acho que estou delirando! É mesmo você? — disse-lhe, arrumando forças para ir ao seu encontro e senti-la mais uma vez.

— Não lhe falei que nos veríamos de novo? Vi pela janela para que lado correu. E, mesmo que não tivesse visto, iria encontrá-lo pelo cheiro, o seu cheiro que ficou em mim — ela me disse, com olhar romântico e sonhador.

— Não está arriscando sua vida? E... e a minha? — eu questionei.

— Belford e a plebeia arriscaram suas vidas e viveram uma efêmera, mas intensa história de amor — ela lembrou da história de amor que lhe contara.

— Acho que ficou encantada por essa história e quer se aventurar também, não é? — eu supus.

— Não quero me aventurar, quero apenas uma lembrança para minha velhice — ela revelou. — Uma lembrança para degustar sozinha em meus momentos silenciosos e solitários.

Sorri para ela sem saber exatamente o que sentia naquele momento, ou o que ela sentia.

— Vou lhe dizer uma coisa, minha rainha: essa não será uma lembrança para minha velhice, mas para todos os dias de minha vida. Não creio que seja capaz de tirá-la do pensamento um só dia sequer — acabei confessando.

— Está me jurando amor eterno? — perguntou-me, romântica e confusa.

— Está querendo viver um conto de fadas? — devolvi-lhe uma outra pergunta, e então acrescentei: — Devo lhe dizer que não sou um príncipe de verdade.

— Sim, você é — ela me disse, mordendo delicadamente os lábios e, a cada gesto, meu coração ficava ainda mais dolorido. Sim, porque o amor é mesmo assim e a felicidade também chega a doer.

Acariciei seu rosto e baixei a touca do manto que a cobria. Ela estava ali despida da coroa, das joias e de qualquer maquiagem. E era ainda mais bela ao natural. A pele tornava-se mais branca sob a luz do luar. Decididamente era um conto de fadas e eu estava delirando de paixão e desejo, já não me importava mais se estava completamente dominado pela doença do romantismo que eu pensava que atacasse somente as mulheres.

Judite havia fechado os olhos com o toque da minha mão e, quando os abriu novamente, me doou vida através do seu fascinante sorriso. Desprendi-lhe os cabelos, que escorreram negros e macios sobre os ombros, então a trouxe novamente para mim e nos beijamos com intensidade ardente permeada de uma pureza indescritível, talvez ligada àquele sentimento tolo chamado amor.

Deitados sobre o seu manto, fizemos amor como se tivéssemos nascido para aquele momento, esquecidos do mundo, das adversidades, do perigo que aquele instante significava. Quando ouvi o seu último suspiro profundo e extasiado de prazer, achei que tinha cumprido minha missão de fazer a rainha que chorava escondido chorar sem constrangimento. E, em meio às lágrimas, surgia o mesmo sorriso que ela jamais negava.

— Não tinha me falado dessa última sensação — ela disse, um pouco tímida.

— É o complemento do amor depois que ele se confirma. O que quer dizer que...

— Que te amo desde o primeiro olhar que trocamos no salão — ela me interrompeu — e que esse amor se confirmou quando você me beijou em meu quarto e que agora se eternizou para sempre na minha memória — ela prosseguiu em seus devaneios.

Porém, de repente ela se moveu, vestindo-se depressa.

— Alguém está vindo. Certamente são os guardas do meu rei. Corra, depressa, eles não farão nada comigo — ela me disse, firme.

Olhei para ela mais uns segundos, ainda mudo, esperando que ela dissesse que nos veríamos de novo, mas ela não disse e eu entendi que não devia perguntar. A despedida estava em seus olhos.

— Obrigada, príncipe de Monteville, por ter-me dado uma lembrança.

Foram suas últimas palavras e o último sorriso. Ouvi vozes e desci do coreto, escondendo-me depressa. Dois homens se aproximaram de Judite e ouvi o seu grito abafado.

— Não lhe faremos mal, só queremos o colar — ouvi um deles dizer.

— De que colar estão falando? Vejam, estou despida de joias — ela respondeu.

— Ordinária — um dos sujeitos lhe disse grosseiramente.

— Ei, deixem-na em paz — me peguei gritando com medo que lhe fizessem algum mal.

— Ora, se não é o príncipe de Monteville? O rei vai gostar de saber — um deles disse, com um olhar bem desejoso de sangue.

— Então venham me pegar — eu os desafiei, sem racionar, para que a deixassem em paz.

Segui para dentro da floresta que surgia nos fundos do castelo, corria como um desvairado. Cada vez que olhava para trás, via os dois homens misteriosos atrás de mim. Sabia que seria o meu fim, por isso reuni todas as minhas forças para continuar correndo. Entrei por várias trilhas e nem sei se andei em círculos, mas quando me dei conta estava de volta ao jardim em frente ao castelo.

Aquele espetáculo de flores multicoloridas à minha frente, já com a noite se afastando e um tímido sol surgindo, fez-me sentir mais uma vez o perfume da minha rainha, mas eu estava muito zonzo e nem sentia minhas pernas àquela altura. Não me lembro de ter visto mais os dois homens atrás de mim e nem de mais nada, porque a última visão que tive foi das flores, e então perdi os sentidos.

Quando despertei novamente, o sol já estava alto e machucava meus olhos, que eu mal conseguia abrir. Percebi que estava perto da piscina e do jardim, que já nem parecia mais tão florido. Tampouco o castelo era o mesmo, pois as torres haviam desaparecido, e eu só via a mansão de Ricardo Gutierrez. Ainda com dificuldade de abrir os olhos, avistei uma figura conhecida e corri em sua direção.

— Ricardo, o que aconteceu? Onde está o castelo? A rainha Judite? — perguntei, aflito.

— Calma, amigo, a festa já acabou, os empregados estão limpando, tirando a decoração — ele me disse, rindo do meu jeito.

— Sim, eu sei, mas... — calei-me, achando que era impossível que aquele castelo fosse decoração. No entanto eu estava vendo de fato apenas uma mansão, seria inútil tentar discutir.

— Está bem, mas onde está a rainha Judite? — eu quis saber.

Ricardo riu de novo, achando graça.

— Bem, havia muitas rainhas aqui na festa ontem à noite... — ele disse, tranquilo, dando de ombros.

— Mas Judite era... era diferente — argumentei.

— Sim, todas eram diferentes, usavam fantasias distintas — Ricardo seguia rindo. — Vamos entrar, colega, você precisa de um café bem forte, pelo seu estado a noite foi bem agitada.

Olhei para mim mesmo, a roupa com alguns rasgos e sujas. Ricardo foi em direção à mansão, fazendo sinal para que eu o seguisse, mas eu estava atordoado demais e sentei-me, tentando colocar os pensamentos em ordem. Melhor seria tomar um café bem forte mesmo, provavelmente tudo não passara de um delírio. Suspirei, fechando os olhos. O olhar de Judite ainda estava vivo em minha mente e a lembrança dela era tão real que eu tinha dificuldade de assimilar os fatos.

Esfreguei os olhos diversas vezes para ter certeza de que não havia de fato castelo algum. Quem sabe aquele champanhe tivesse algum tipo de droga que me fez delirar, pensei. Tinha tomado uma única taça, entretanto ainda me sentia zonzo. Que sonho mais louco, e ao mesmo tempo fantástico. Judite... aqueles olhos que não saíam da minha mente não passaram de um devaneio.

Levantei-me, já quase convencido de que tinha me envolvido tanto com o ambiente temático que chegara mesmo a delirar, mas, quando coloquei as mãos no bolso, acreditem ou não, lá estava ele: o colar de diamante, rompido entre o fecho e a grande pedra verde.

DEVANEIO

Na areia quente jogou o corpo, desabando entregue ao desespero de si mesma. O sorriso quase louco em meio às lágrimas que caminhavam por entre os grãos de areia que colavam em seu rosto. Na mente, a imagem humilhante da cena daquela manhã. Sentia-se tola, sentia-se louca, sentia-se insólita. Mais ainda agora, diante daquele rosto que encobria a luz do sol à sua frente. Ela eleva a mão à própria face: sou espetáculo, sou resto de um nada, resmungam seus pensamentos.

— Levanta e segue a vida.

Ela ouve aquela voz forte, e ao mesmo tempo suave. Tentava vê-lo melhor, mas a luz ainda atrapalhava. O corpo era forte e alto e, apesar dos pelos loiros, a pele era de um dourado inebriante. A voz... quase uma carícia, era aquela brisa, sim, a voz era aquela brisa.

— Quem é você? — ela pergunta com ar amargurado.

— Não sou.

— Ria-se de mim, sou mesmo o circo desarmado cuja tenda não tem mais remendos — responde, dramática e pesarosa.

— É um sonho angustiado atacando minhas armaduras — ele afirma, enigmático.

— Quem é você? — ela pergunta novamente, mergulhando em seus próprios delírios.

— Não sou — ele repete.

— Vá embora — diz, querendo ficar só.

— Levanta. Lava o rosto. Corre pela praia e molha os pés na água — ele ordena, mas uma ordem suave. — Vai viver.

Soam as últimas palavras. Não havia mais ninguém. Ela senta-se na areia, olhando a paisagem vazia ao redor. Devia ter delirado, pois não se lembrava de ter adormecido. Delírio causado pelo sol forte do meio-dia. No entanto, lembrava-se de um perfume de almíscar.

Ela passa a mão no rosto e novamente relembra as imagens da manhã. Olha para o arranhão no cotovelo, adquirido no choque do momento em que fora lançada ao chão. O olhar daquele homem parado à porta, aquele homem que um dia se portara como amigo, como amante, como esperança de um sonho. Agredida, ferida. Mas não era apenas o corpo que doía, era a alma. Quis sentir pena de si mesma, mas não se sentia digna após ter-se envolvido com um homem casado.

Como iria voltar? Como encarar as pessoas e, principalmente, como encarar a si mesma diante do espelho? Foi merecido, disse a si mesma, não fui leal, fui cruel, infeliz. E aquela voz... Aquela voz que não saía da sua memória, aquela sombra no meio do nada interferindo em seus delírios.

Novamente a cena da manhã, a vergonha, o deserto, o deserto crescente, infinito por todos os lados, em seu minúsculo mundo vazio. Ela olha fixo para a imensidão de águas à sua frente, só água e areia, águas infinitas, sede infinita, solidão infinita. O olhar vaga distante, quem sabe houvesse um outro lugar menos deserto que seu mundo. Ela levanta, caminha em direção ao mar, ultrapassando as ondas, sentindo a água gelada abraçando seu corpo aos poucos e, de repente, com voracidade. A respiração lhe fugia, o desespero lhe invade, mas não desistiria nem que quisesse. Era tarde demais e não tinha mais forças para lutar contra um mar com o qual nunca tivera muita intimidade. O sentido se vai, tudo escurece...

Na areia, mais tarde, o seu corpo deitado, imóvel, o sol se escondendo no horizonte, o gosto de sal na boca. Sentindo o corpo todo dolorido, ela tenta lembrar-se do que acontecera, enquanto aquele delírio novamente turva sua visão. Não podia ser delírio outra vez, seria muita coincidência, duas vezes... Ou três ou... Muitas. Dessa vez a viagem é mais longa, era apenas uma menina quando costumava fugir da escola para caminhar à beira do mar. A mochila ficava jogada na areia enquanto brincava sozinha, sempre com a sensação de estar sendo vigiada. Aquela sensação insistente uma vez chegou a fazê-la acreditar que tinha visto aquele mesmo olhar, era então apenas uma menina tornando-se mulher.

Voltando ao presente, tentava entender o que tinha acontecido enquanto sentia seu corpo renovar-se como se bebesse água potável e não a água salgada do mar.

— Desista — ele diz, preparando-se para partir.

— Não vá desta vez, não antes de me responder por que me tirou de lá. Com que direito? — ela questiona.

Balançando de leve o rosto, ele parece decidido a prosseguir seu caminho.

— Não vá, eu imploro — ela pede, num impulso tentando tocá-lo, mas ele se esquiva. — Quem é você?

— Eu já lhe disse: não sou. Deixe-me ir.

— Fique, eu preciso que fique. Preciso que alguém fique do meu lado, nasci para viver só e tentei fugir disso, mas você me impediu.

— Apenas eu nasci para viver só, mas não posso fugir do meu destino. No entanto você tem sonhos para realizar.

Ela sorri, amarga.

— Sonhos não existem, só desilusões. Pessoas que nos fazem acreditar que um dia seremos amados e nunca somos. Você é que não sabe nada de mim.

— Por que esse desespero? Porque foi desprezada pelos seus pais? Por um amor? — ele a questiona. — Valia a pena levar bronca pela areia nos sapatos e na mochila, não valia? Qualquer coisa compensava aquele contato com o mar.

Ela se afasta assustada, já não sabendo mais que linha havia atingido entre a realidade e o delírio.

— Quer me enlouquecer? Quem é você? Como sabe da minha vida? — ela fecha os olhos, não ouvindo mais nenhuma voz. — Por que sinto paz e sinto angústia ao mesmo tempo? Sinto alegria e sinto dor.

Então, ela o ouve novamente:

— Me fale mais do que quer desabafar. Sou seu silêncio, mas que te ouve. Você se acha um erro, mas é real e é linda. Por que quer desistir tão cedo? Não te ensinaram a sonhar, mas você aprendeu sozinha. Não te ensinaram a acreditar nos sonhos? Eu te ensino.

— Como?

— Eu estava na sua mente e agora você me vê — ele diz, afastando-se quando ela tenta se aproximar. — Mas não pode me tocar. Já você... não estava em minha mente quando eu te vi.

— Está me confundindo. Não estou entendendo nada.

— É assim mesmo que ficamos quando tudo parece dar errado, num momento um sonho, no outro um pesadelo. De manhã, o céu, à noite, as trevas. Ficamos loucos em um segundo, mas essa loucura deve ser superada e você tem que voltar antes da sua loucura ultrapassar a barreira permitida.

— Está querendo me dizer que eu ultrapassei essa barreira ao me jogar no mar? Por que você me trouxe de volta?

— Você desejou, num último segundo, você desejou tanto que não pode partir.

De repente, ela sentiu uma vontade tímida de sorrir.

— Penso que a qualquer momento vou acordar e você não passou de um sonho — ela diz, balançando a cabeça. — Como aquele que eu tinha quando ainda era quase uma menina... Ou não foi delírio?

Ele não responde. Ela pensou se era possível que fosse a mesma voz e o mesmo rosto que pensava ouvir e ver na infância. Não sabia dar nome, era apenas alguém que a protegia, uma força espiritual, talvez uma força escondida em si mesma.

— Já que não me diz quem é, vou te chamar de sol, porque iluminou minha noite mais sombria.

— Agora vá. Descansa, amanhã é um novo dia, há muito que fazer.

De repente aquelas palavras, ao mesmo tempo suaves, eram quase uma ordem, porque ela não consegue negar. Seus pés pareciam ter vontade própria. Na sua cama, no quarto alugado e apertado, o sono é profundo como se dormisse no mais confortável colchão. Mas ao despertar, sua mente fervilha em lembranças confusas de um olhar profundamente verde e uma voz forte que parecia ainda soar em seus ouvidos.

Em passos apressados ela caminha novamente em direção ao mar. A praia mais uma vez deserta, o sol tímido que não queria aquecê-la naquela manhã de inverno, o céu um pouco nublado.

Que loucura era aquela? Uma voz dentro de si? Mas parecia tão audível! Talvez a voz de sua loucura, de sua mente ensandecida. Será que estava percorrendo, inconsequente, o angustiante corredor entre o equilíbrio e a insanidade? Por isso seu corpo doía e sua mente girava em círculos, abrindo gavetas e arquivos na memória e misturando tudo. Armários pesados caíam e latejavam em constância, provocando dores de cabeça lancinantes, enquanto ela se negava a fugir da loucura, aventurando-se por uma linha tênue que dividia os dois universos.

— Sol. Sol, onde está você? — ela grita sem querer se controlar.

Um casal que fazia caminhada olha de relance, mas segue seu rumo, fazendo comentários sobre a amante do prefeito que, depois de ter sido humilhada, ainda foi rejeitada.

— Depois de ter sido escorraçada pelo prefeito, enlouqueceu — disse a mulher ao seu companheiro. — Dizem que ele a empurrou de sua sala com tanta força que ela chegou a cair na sala da secretária.

De frente para o mar, lutando com as palavras e os ruídos em sua mente, ela não se importou com o que ouviu. A praia fica deserta de novo. Mais nenhum barulho se ouve, nem ecos de sua própria voz, apenas o silêncio mais uma vez presente na sua manhã e o barulho do mar. Ajoelha-se inconsolada.

— Por favor, responde, eu preciso de você. Eu sei que está aqui, eu te sinto, eu te sinto — tomada novamente pela angústia, ela tenta segurar o choro, mais uma vez o medo da solidão lhe invade. — Me responde — ela ainda dizia, baixinho. — Eu vou ficar aqui até você aparecer, vou ficar aqui.

— Não pode precisar de mim, não pode me esperar. Por que me chama? Não lhe disse ontem para ir embora? Não lhe disse que há muito que fazer? Você tem que amar a si mesma — ele ordena. — Levante a cabeça e siga em frente, com suas próprias pernas, sua própria coragem.

— Quem é você?

— Eu era o seu delírio de menina, ainda sou apenas um delírio, não existo.

— Eu devo ter ultrapassado aquele segundo entre a sanidade e a loucura — ela balança a cabeça, tentando disfarçar o nervosismo.

— Não. Eu estou dentro daquele segundo. Não vou te enlouquecer, assim como não quero que me enlouqueça. Porque era eu que te amava em segredo.

— Por que não posso saber quem você é?

— No mundo em que vivemos há muitos segredos. Eu sou um deles. Você me viu porque...

— Porque o sentia — ela baixa os olhos com certa angústia. — E ainda sinto.

Ela fecha os olhos, sentindo-se tocada naquele momento. A praia nunca esteve tão linda, a areia era muito mais branca e o mar de um azul indescritível. O sol brilhava imponente como os próprios olhos dela, que observa tudo aquilo extasiada! Como podia vivenciar tão profundamente aquele delírio, aquela passagem do breu para a luz? Como podia sentir a vida tocando-a daquela forma em apenas um segundo?

Era intensa, embriagada de alegria por um amor que doía, preenchida novamente de vida por uma verdade irreal, um delírio que deveria esquecer, mas não esqueceria. Agora tinha o controle, era novamente força, era novamente mulher.

— Não tente me ver de novo. Nunca existiremos da forma que imagina, é irreal.

— Fique comigo — ela pede.

— Feche os olhos, você está reconstruindo seus sonhos...

Quando ela abre os olhos novamente, parecia que tanto tempo havia se passado. O barulho das ondas era tão forte que só reforçava o silêncio ao redor, o brilho do sol na areia branca fazia doer seus olhos. Estava sentada na areia como havia tantos anos fazia. Sentia-se voltando à consciência como se recuperasse os sentidos depois de estar anestesiada, dopada por alguma substância desconhecida.

Não tinha ideia de quanto tempo havia se passado, mas de repente parece que toda aquela força da qual se revestira deslizava por entre seus dedos. Um medo novamente a invade e ela começa a escorregar outra vez.

Entre aquelas sensações o tempo corre como se lhe escapasse das mãos, sentia-se inerte e só tinha noção do mundo porque o sol se punha agora, caso contrário, pensaria se achar no meio do nada. A linha do horizonte, tão distante e bem delineada, parecia um marco, uma fronteira, tinha que ultrapassar aquele segundo e conhecer o que não existia. O que é a existência? Pensa aflita. Eu preciso saber, disse a si mesma.

Levanta-se caminhando de um lado para outro, os cabelos desalinhados, a esperança se esvaindo junto com a voz que já ficava rouca de tanto que gritava.

— Sol, eu preciso de você — ela já mal conseguia falar. — Volta mais uma vez, só mais uma vez.

Ela começava a perder a voz, o grito já não saía e retomava a consciência de que ele não viria nunca mais, mas tinha que delirar mais uma vez, tinha que perder a razão para sempre. Por isso corre novamente em direção ao mar para sentir tudo de novo, o medo, o desespero, o fim. A água então a abraça mais uma vez com desejo de possuí-la, invadindo seu corpo pela boca com uma sede intensa daquela vida e, então, os sentidos se perdem novamente.

No entanto, mais tarde, na beira da praia, estirada na areia, ela sente mais uma vez o gosto de sal na boca e a sensação só podia indicar que estava viva de novo. Como se algo tivesse saído errado no mover do tempo e a mesma cena acontecesse duas vezes, parecia que tinha sido arrastada num redemoinho, dentro do qual vivera um delírio. *Alguém me deixou escapar e escorreguei para o silêncio de cá.* Pensou. E, no meio do silêncio, só o pulsar insistente. Estava viva. Ainda.

Na penumbra, a mesma sombra, o mesmo olhar, sério, intenso, sofrido.

— Desista — ele diz novamente, e são suas únicas palavras dessa vez.

Ela o vê afastar-se, entendendo que, mesmo que tivesse forças, de nada adiantaria chamá-lo. Então compreende que ele não a deixaria partir daquela forma. Era seu destino viver.

Devagar, começa a juntar os seus pedaços espalhados pela areia, a sua força que tinha se desfeito na praia, partícula por partícula, montar-se de novo. Levantar. E seguir em frente.

RODA-GIGANTE

Olhou para o esposo da porta da cozinha. Ficava assim, franzina, quase escondida como se o vigiasse, mas não era isso, não era ela que o vigiava, era ele que não a enxergava. Sentado no sofá, estirado com as pernas abertas, donas do espaço. Tinha o olhar fixo para o noticiário da TV a cabo, estava sempre bem informado. Homem de negócios, intelectual, quase educado. Quem não queria um esposo como aquele? Talvez ela, talvez ela não quisesse.

Não sabia há quantos minutos estava ali, tinha colocado um vestido novo, vestido simples de estampas florais e delicadas. Olhara-se no espelho se sentindo uma romântica camponesa e se achara bonita. Mas Armando, Armando não vira nada do que ela vira.

De que se queixava, afinal? Perguntava aquele eu interior, conformado e bem educado, acostumado a ouvir que uma mulher bem casada deveria servir, obediente, ao esposo e dar graças por não se tornar uma solteirona encalhada. Não era. Conhecera Armando no ensino médio, namoraram, casaram e ela parou de estudar para cuidar da casa a fim de que, quando ele chegasse cansado do trabalho, tudo estivesse impecável, os seus chinelos estivessem esperando pelos pés cansados do batalhador Armando.

Até sonhara certo tempo com uma profissão. Não que tivesse grandes ambições, mas costumava achar que seria uma boa enfermeira. Entretanto, o marido logo tirou essa ideia da sua mente, alegando que, como sua esposa, não precisava trabalhar e, além disso, o salário não compensava o sacrifício.

No início se atrapalhara um pouco quando teve que cuidar sozinha de uma casa. Vivia com livros de receitas que depois escondia para que ele achasse que seu talento para dona de casa era nato. Ia para a cozinha às cinco, para que exatamente às sete e meia da noite a mesa estivesse posta e o jantar exalasse o cheiro gostoso de iguarias finas e bem temperadas. Mãos de ouro ela tinha. Não, não fora o Armando que dissera, foram os pais dele, o irmão, a cunhada e também o seu Alceu, o chefe da construtora para a qual o marido prestava seus serviços de engenheiro há dezoito anos.

Homem bom para se casar era aquele que tinha emprego fixo e estabilidade, foi o que sempre ouviu de seus pais, que também a orientaram para ser uma boa esposa. Já os homens da casa, seus quatro irmãos, podiam sair e ficar com várias garotas, também podiam sujar a louça despreocupados, pois as mulheres foram educadas para fazer o serviço doméstico.

Talvez o esposo estivesse cansado demais e, por isso, não havia notado que estava bonita e de roupa nova, outra vez. Quem sabe se desse umas dicas? "Você nem precisa se produzir para ficar bonita, já é linda. Sente-se aqui no meu colo..." "Armando, aqui na sala, você nunca fez isso, as crianças podem chegar..." "Tolice, quero você agora, não posso esperar nem mais um segundo."

Fecha os olhos, sentindo-se excitada com aqueles toques ousados do esposo e aquelas mãos atrevidas explorando seus pontos mais frágeis. Abre os olhos num súbito, assustada como se tivesse fazendo alguma coisa errada. Eram só seus pensamentos e era seu esposo. Mas por que ficava fantasiando se ele estava ali tão perto? Aproxima-se, decidida, mas sua voz soa insegura.

— Arman...

— Shhhh!!! — ele a interrompeu, atento à notícia.

Engole em seco, lembrando-se então de por que ficara fantasiando como uma tola da porta da cozinha, tal qual uma foragida que não pode aparecer.

— Vou à cidade — ela avisa.

— Vai, vai logo, não me atrapalha — ele diz para que ela parasse de falar de uma vez.

Sai desiludida, mas antes ainda tenta passar pela frente dele na esperança de que a enxergasse. Ele enxerga.

— Sai da frente! Você pensa que é transparente, mulher? — ele rosna.

Mulher? Não, não sou uma mulher, sou apenas um objeto atrapalhado, desculpe. Grita seu silêncio atordoante. Sai decepcionada. Caminha desconcertada pelas ruas estreitas e tão cansadamente conhecidas da sua cidade, sua prisão, seu mundo limitado. Sentia-se, de certa forma, zonza, enfastiada de tanto tédio, tanto silêncio dentro de si mesma.

Sábado. Fim de tarde, o que faria? *Vou dar uma volta. Aonde? Ao redor de mim mesma? Ao redor do meu fracasso?* Perguntou-se.

Diminui os passos para observar o parque de diversões que se instalava na cidade. Vibra com as luzes que acabavam de ser acesas, iluminando aquele mundo de ilusão, cheio de fantasias e cores como o seu. Enche os olhos com aquela roda imponente que girava, girava, girava... Como sua cabeça zonza de tanto delírio, de tanta espera.

Sempre tivera vontade de brincar na roda gigante, mas Armando achara aquele pedido tão infantil que se sentira a mais idiota de todas as mulheres.

— Está ficando boba, mulher? Acha que tenho cara de adolescente tolo que fica brincando em parquinho? Que foi? Perdeu o juízo? — ele havia dito.

"Ora, mas é só criança que se diverte? Só criança e gente boba pode ser feliz?" Ela lhe dissera num surto que só ela ouvira.

Sem se dar conta, tinha diminuído tanto suas passadas que agora estava ali, parada, vendo a roda girar, zonza e feliz, iluminada e grandiosa, ir até a ponta do céu e voltar. Ou quem ia até a ponta do céu e voltava era ela? Voltava, não. Caía. Caía assustada. *Acorda, tola.* Era como despertava a si mesma, mas dessa vez desperta com a presença de um eu que não era o seu.

Fica apreensiva sentindo que alguém a observava. Vira-se num relance para flagrar aquele olhar invasor que vinha da mesma direção da música vulgar com letra deprimente de abandonados e traídos. Era um homem rústico, de aspecto repulsivo, vestido num jeans batido e numa camiseta branca encardida, assim como sua aparência: pele e cabelos queimados que se confundiam numa cor asquerosa, pensou. De relance percebera o seu olhar encantado para ela e a princípio não se importara, mas num segundo olhar deparou com as mãos dele que intuitivamente tocavam o órgão genital e aquilo lhe causou uma aversão veemente. Retirou-se depressa, indignada com aquele olhar e aquele gesto animal.

Caminhou depressa para longe dali e tentou esquecer aquele olhar faminto e indecente. Olhou as lojas que ainda estavam abertas. Parou em frente a uma vitrine de roupas sensuais. Nunca se vestira daquela forma e começou a imaginar-se dentro de um vestido de tecido colante vermelho e alcinhas delicadas. Encheu novamente os olhos querendo saber como seria se fosse uma mulher sensual. Dá um passo para se retirar, mas de repente volta. Talvez Armando desejasse uma mulher sensual que nunca fora, ou que nunca percebera nela. Quem sabe era o que estava faltando no casamento? Um pouco mais de ousadia da parte dela?

— Posso ver aquele vestido vermelho da vitrine? — pergunta de olhos baixos, como se sentisse vergonha de seu desejo, como se corresse o risco de ser julgada como uma mulher qualquer.

— Claro que sim. Qual é o seu tamanho?

— Acho que é P.

— Não creio que sirva para você, tem seios fartos e curvas muito generosas para um P, creio que o M vá lhe vestir perfeitamente — a vendedora sugere.

Contrai os olhos, confusa, enquanto a vendedora vai buscar o vestido. Seios fartos e quadris generosos? O que quisera dizer com aquilo? Sempre se achara magra demais para ser descrita daquela forma. Como aquela vendedora tinha visto esses atributos sob o vestido delicado e largo de estampas florais?

Ainda olhava estranha para a vendedora quando ela lhe estende o vestido que solicitara. Recebe com um gesto meio rude, dirigindo-se para o provador.

A mulher que via agora no espelho não era ela, era uma mulher de verdade, com peito e quadril como a vendedora dissera. Ri de se mesma, pois se dá conta de que realmente tinha curvas generosas. Por que Armando nunca lhe ressaltara esse detalhe? Podia ter-se sentido bonita outras vezes, pensou.

— Ficou bom? — era a voz da vendedora do lado de fora do provador.

Fica calada uns instantes, com medo de que a moça abrisse a cortina e a visse naquele traje tão indecente, tão vulgar, tão... agressivo.

— Ficou bom? — a voz insistente a incomoda mais uma vez.

— Não, acho que ficou muito apertado — responde, a fim de se livrar da criatura impertinente.

Então o que temia acontece e a cortina é aberta. Vira-se assustada para a jovem como se a vissem nua.

— Ficou perfeito! — a outra diz, com ar de admiração. — Parece que foi feito para você.

Conversa de vendedor. Ficou perfeito. Leve. Compre. Gaste bastante, tudo que puder. Disse, irônica, a si mesma.

— Não, acho que está um pouco apertado demais — foi seu comentário audível.

— O modelo dele é assim mesmo, minha querida. Está linda e não é papo de vendedor, quisera eu estar em forma para usar um vestido desses. Se está pensando em seduzir alguém, acertou em cheio — responde a vendedora, de um jeito bem espontâneo.

Não acredito em você. Não posso estar assim tão sedutora, não sei seduzir. Armando nunca gemeu por mim e nunca me chamou de...

Era engraçado como tinha vergonha de seus próprios pensamentos, a ponto de interrompê-los com medo de que pudessem ser descobertos.

— Vou pensar um pouco — decide — Se eu resolver comprá-lo, venho buscar mais tarde.

— Como preferir, mas não demore, pois essa é a última peça no seu tamanho — a garota alerta.

Devolve o vestido, receosa. Queria tanto se sentir aquela do espelho mais uma vez... Sai da loja, caminha mais um pouco. Volta. Leva o vestido e um sapato de salto alto para completar o conjunto.

Apressa o passo, preocupada. Havia se demorado demais e Armando devia estar como um louco atrás dela, pois nunca foi de ficar muito tempo fora quando ele estava em casa. Entra um pouco afobada, olhando assustada para o esposo debruçado sobre papéis e o laptop.

— Que foi que está com essa cara de assustada? Viu fantasma? — ele ergue os olhos uns segundos. — Fica aí me olhando como uma estátua. Vá se ocupar de alguma coisa. Não está na hora de preparar o jantar? — ele questiona, com seu jeito indelicado de sempre.

Nem percebeu! É óbvio que nem notou sua ausência, mas do jantar, sim, deste sentira falta, pensou irritada. Irritada também com o jeito como ele a abordava, sempre seco, enquanto com os estranhos ou com os colegas da empresa era todo prestativo, cheio de gentilezas.

— Desculpe, me desliguei do tempo. Estava olhando o parque, sabia que chegou outro parque na cidade? — ela conta.

— Outra vez? Que cidade sem cultura! — diz, com desprezo. — Nunca trazem uma boa peça de teatro, um concerto, uma exposição de qualidade. Essa cidade nunca vai ser culta mesmo, é por isso que não cresce, parou no tempo. Parou e se alienou.

Como você, Armando. Como eu, como nosso casamento. Em que lugar do tempo parou minha vida, minha história? Será que um dia eu tive uma história, afinal? Mas, afinal, que história sou eu? Uma história água com açúcar, sem pé nem cabeça, sem enredo, sem clímax, sem desfecho. Acho que escreveram o "The End" e eu, de teimosa, continuei o filme que era tão ruim que não tem mais audiência alguma. Só a minha, teimosa e desenxabida, telespectadora de meu próprio fracasso como mulher, uma mulher que se desmorona dentro dela mesma a cada dia e no dia seguinte fica juntando os cacos e colando de qualquer jeito. Sou um retalho, um espelho do avesso, um silêncio. É isso que eu sou. Um silêncio.

Ainda perdida em suas divagações silenciosas, vai mecanicamente para a cozinha. Prepara o jantar, que mais uma vez não é elogiado. Mais tarde olha para a sacola jogada num sofá, mas na outra poltrona Armando já cerrava os olhos, vencido pelo cansado e pelo estômago cheio, e seu silêncio não podia ser perturbado.

Deita-se sem sono, sem expressão, sem sentido. Fecha os olhos e naquela tela escura surge a roda-gigante, iluminada e viva. E na frente dela surge aquele homem encardido e repugnante. Abre os olhos irritada e fica remoendo seus pensamentos até que o cansaço finalmente a vencesse e pudesse desligar um pouco aquela fita sem graça que era sua vida.

No dia seguinte, levam Leonardo e Beatriz para um passeio na cidade, um sorvete na praça, as coisas de sempre. O carro rodava lentamente e ela observa as pessoas indo e vindo. Gostava de adivinhar o medo de cada um, o fracasso de cada um, os costumes. Enfim, queria invadir o mundo particular de cada ser que pudesse e explorar o não explorado por eles mesmos, para ver se conseguia encontrar a essência que perdera em si mesma.

No entanto, um daqueles rostos lhe embaraça todo o desejo da exploração cotidiana. Claro que não podia esquecer aquele olhar e aquele cabelo sem cor, sem brilho, aquela deselegância. Olha mais uns segundos, porque estranhamente o feio também atrai a curiosidade das pessoas, o desarmonioso intriga e irrita. Então desvia o olhar depois de repugnar aquele sujeito mais uma vez.

— Vamos agora para casa? — ela pede a Armando.

— As crianças pediram para que eu as levasse ao parque — ele comunica.

— Não, não vamos ao parque, já estão cansadas — ela diz, querendo distância daquele lugar.

— Cansados de quê? — ele faz cara de indignação.

— É, cansados de que, mamãe? Quase nem saímos do carro! — intromete-se Beatriz.

— Queremos ir ao parque — diz Leonardo, empolgado. — Quero ir no carrinho e dar altos ferros.

Armando sorri, o que era raro.

— É isso aí, filhão, vai treinando que um dia você vai pegar essa máquina aqui ou uma ainda melhor, só que não para dar ferros, entendeu? — o pai brinca com o filho. — Só para azarar a mulherada.

— Armando! — a esposa chama sua atenção, num impulso, indignada com aquele comentário.

— O que foi, mulher? Vai querer que o moleque vire um maricas? Não quer que eu ensine o meu filho a olhar para as mulheres? — ele pergunta, indignado por ter sido repreendido.

— Como assim? Então você também olha? — ela questiona.

— Você quer me envergonhar no meio da rua e na frente das crianças com esse tipo de draminha feminino? — ele a intima, mudando o tom de voz.

Ela engole em seco e se cala, lembrando-se de que sempre foi orientada de que uma esposa decente não discute com o marido na frente de estranhos.

Em silêncio e a contragosto, ela os acompanha, até porque não tinha escolha, era a esposa, a obediente e fiel esposa. Só se alegra um pouquinho vendo a roda girar e até sente vontade de pedir a Armando que desse só uma voltinha com ela, mas sabia que não seria sensato.

— Quer que eu vá com você, Beatriz? Se estiver com medo... — ela arrisca, na esperança de poder rodar um pouquinho no brinquedo.

— Não seja tola — Armando a interrompe. — Beatriz vai com Leonardo, não tem por que ter medo de um brinquedo bobo desses.

Ela então se cala e fica mais calada ainda quando vê o sujeito "encardido" de novo. Disfarça, quase escondendo o rosto sob os cabelos, porque não queria ser olhada daquele jeito novamente, nunca mais. Mas ele a vê e a examina mais uma vez, dessa vez, no entanto, segurando o impulso selvagem das mãos. Suspira, irritada, virando o rosto, não achando que aquele homem fosse digno de lhe dirigir o olhar. Logo ela, uma mulher casada, sóbria e delicada, com marido e filhos, despertar interesse num sujeito tão longe de sua realidade, um viajante que dormia em trailers velhos, viajando de cidade em cidade, provavelmente mal se banhando direito! Pensou, com asco.

Seguem para casa. As crianças haviam brincado tanto que não se demoram a dormir. A casa fica silenciosa e ela olha para a sacola, agora sobre a poltrona do quarto. Armando assistia à TV na sala e ela resolve fazer-lhe uma surpresa. Queria que ele a tocasse com desejo e paixão. Banha-se, perfuma-se, mergulha dentro do vestido vermelho, sobe nos saltos, pinta os lábios com aquele batom vermelho que nunca tinha usado e olha-se no espelho grande no quarto. Suspira sorrindo, sentindo-se uma mulher desejável.

— Armando.

Ela para no fim do corredor, apoiando-se na parede para se sentir segura, e lhe sorri. Os olhos do esposo permanecem paralisados na sua direção, mas aquele silêncio era um pouco desconcertante. O que estava pensando? Ela se perguntava. Por que não dizia logo? Então ele diz.

— O que significa isso? Ficou maluca? — ele pergunta, fechando a cara.

— Eu... eu... — ela buscava o que dizer, tentando encontrar a segurança que nunca tivera.

— Eu o quê? Quer parecer uma vagabunda? — ele se levanta vindo em sua direção. — Está fantasiada por quê? Ficou boba, mulher? — o marido a repreende.

— Eu pensei...

— Desde quando você pensa? — ele a interrompe. — Aliás, se você já não pensava, agora é que parece que endoidou de vez. Vá tirar essa fantasia de meretriz e não me tire do sério — ele ordena ao mesmo tempo que a empurrava para o quarto.

— Você está me machucando — ela reclama. Mas ele nem lhe dá ouvidos.

— Imagine se as crianças veem isso! E esse batom? Está treinando para trabalhar em algum circo? — ele segue falando.

Ela não diz mais nada e nem ouve as demais palavras dele, não valia a pena. Inventa uma parede entre ela e aquele sujeito estranho ao seu lado e se esconde ali dentro enquanto se troca e engole as lágrimas de humilhação e vergonha de si mesma, de Armando e de seu silêncio. Fecha o seu mundo e desfaz a personagem tola que inventara, voltando a ser apenas a esposa.

Deita-se e sente o corpo do marido a procurando já bem tarde da noite, o dono procurando seu pertence. O dono tomando posse, abrindo-lhe as pernas e satisfazendo sua própria sede sem se importar com a dela. Nada diz, como sempre, nem ele, como sempre. Cumpre o papel da esposa, não da amante. Da mulher amada, não desejada.

Engole a raiva, o ressentimento, não tinha direito a esse sentimento. Tinha que estar satisfeita porque Armando a amava e respeitava, por isso não queria que se vestisse como meretriz, era coisa para as levianas. Lembrava-se de que talvez ele tivesse dito isso no meio do seu discurso que evitara com a parede imaginária.

No dia seguinte, despede-se de Armando e das crianças, que ele costumava deixar na escola. Observa-o de longe sem forçar o sorriso. Será que tinha que ser tão agradecida assim por aquele homem bem-sucedido, responsável, intelectual e provedor? Será que um cafajeste, mulherengo, boêmio e bruto não lhe faria mais feliz? Pensa com raiva, uma raiva mais vermelha que o vestido fantasia de meretriz, conforme o gentil esposo o nominara.

Invadia-se, negava-se a todo instante e sentia-se doente. O vestido. Lembra-se dele. Será que somente a vendedora a achara bonita nele? Somente ela? Vai até ele. Veste. Sobe novamente nos saltos, pinta novamente a boca de vermelho, o vermelho quase da cor de seu ódio. O ódio que a empurra instigante para fora sem sequer se importar que alguém a pudesse estar olhando, que alguém a pudesse estar julgando, ou horrorizado ou ultrajado. Queria que todos explodissem junto com seu ódio, agora em ebulição intensa, e veriam o quanto é bom, o quanto é vivo aquele sangue queimando quente dentro de suas veias.

Ainda era muito cedo, mas os olhos que pousam sobre ela não passam despercebidos e ela não se importa. Retribui o olhar, era agora a mulher do espelho, sensual e sem medo. Continua caminhando sem sentido, cega, queria olhos que a engolissem, tragassem a mulher que era. Não importava se parecesse ridícula. Estava intoxicada pelo seu ódio, pela explosão que o desprezo durante todos aqueles anos pela mulher que era acarretara dentro de si.

Diminui os passos, para ao lado da imensa roda que representava o giro que nunca tivera coragem de dar. Ele se aproxima, atraído pelo cheiro. *Como um animal selvagem que sente o cheiro da carne e se aproxima faminto,* pensa. O homem fixa os olhos nela, aquele mesmo olhar repugnante de quem quer devorar uma presa depois de dias sem caçar, como se guardasse toda a sua fome para ela.

Parece um animal, nojento e sujo, mal deve tomar um banho, há dias não faz a barba. Vestido na mesma calça jeans batida e a camiseta branca encardida. Mas será que um selvagem desses não é capaz de amar uma mulher com mais intensidade do que um civilizado frio e insensível como o exemplar Armando? Um homem que jamais a olhara com aquele olhar de fome, que a escondia sob vestidos delicados para que ela esquecesse que era uma mulher e, então, estivesse sempre ali, obediente e submissa.

Sua mente seguia girando louca e descompassadamente. Podia escolher qualquer homem para a engolir com os olhos. Agora sabia que era bonita, podia ser um executivo, um jovem, um turista. Mas, na verdade, queria o selvagem, o diferente, o desarmonioso, aquele que não a tocasse como se fosse delicada, mas como se fosse uma pervertida traidora. Os dois permaneciam em silêncio.

— Quer dar uma volta? — o estranho pergunta, mostrando a roda-gigante.

— Quero — responde, porém seguindo para o trailer onde ele dormia.

Ainda um pouco confuso, ele olha para os lados, e então a segue. Ela estava semideitada em sua cama, as pernas semiabertas e peito arfante subindo e descendo.

— Ora, será que estou delirando? — ele pergunta, surpreso.

— O que quero saber é se pode me fazer delirar antes que meu marido volte para casa — ela faz questão de dizer que era uma mulher casada agindo traiçoeiramente com o homem fiel e batalhador com quem vivia.

Ele se senta na cama, bruto, coloca as mãos diretamente entre suas pernas ao mesmo tempo que desce brutalmente a alça do seu vestido, expondo os seios fartos e arfantes. Ela dá um gritinho, surpreendida por aqueles gestos firmes e ligeiros como nem ela esperava, mas estava embriagada daquela febre que invadia seu corpo atrevidamente. Entrega-se sem medo, sem asco. E aquele homem selvagem e bruto deita-se por cima dela como se o mundo fosse acabar dentro de alguns segundos e tivessem que enlouquecer de prazer pela última vez.

— Sabe que estou traindo meu marido? — ela faz questão de enfatizar.

— Não importa, não importa — ele repetia, indiferente.

— Não importa? Não o viu comigo ontem? Junto com nossos filhos? O coitado está agora trabalhando enquanto me entrego a um estranho — ela dizia ofegantc.

— Não importa, vagabunda, não importa — o selvagem repete.

— Isso, me xinga, me trata como uma meretriz, me engole — pedia, insana, ardendo de desejo. — O que acha disso, Armando, hein, o que acha disso?

Segue em seus delírios até que eles são substituídos por gritos e gemidos enlouquecidos. Movimenta-se selvagemente sob aquele corpo rude e desconhecido. Grita, geme, grita com tanta intensidade que talvez a cidade inteira pudesse escutar, mas não podia conter a loba que se libertava com todo o seu instinto selvagem e sede de sangue. Assim, ela não se importa, queria que a cidade inteira escutasse e soubesse que estava delirando de prazer, atingindo orgasmos jamais atingidos antes.

E grita, completamente insana, completamente mulher.

A DESCOBERTA

Por um rápido segundo, pareceu ter visto um vulto. Algo como uma sombra passando depressa e sorrateira. Virou o rosto impulsivamente, querendo surpreender a criatura que crescera sem aviso naquela sala escura. Passara a tarde com a companhia de si mesma, intercalando a sua solidão com um pouco de som, às vezes o coleirinho cantando no seu jardim, outras, a guitarra espanhola que lhe fizera um convite à dança.

Fora justamente após se sentar ofegante que vira o tal vulto. O vulto estranhamente conhecido da mulher que um dia fora. Sorriu consigo mesma após os instantes de estranheza. Então lá estava ela, sorrateiramente querendo se expor de novo. Sentiu que crescia como uma menina que percebe as pernas alongarem-se e deixa de lado as velhas bonecas. Não mais se apegar a subterfúgios. Não mais se agarrar a braços ausentes. Sabia que a encontraria de novo e se vestiria dela como a noiva no dia das núpcias. Iria vestir-se dela como a dama-da-noite de perfume intenso... Agora era apenas uma questão de tempo... Feita a descoberta!

Naufrágio, um dos contos que compõem este livro, ganhou vida em 2002. Depois dele, vieram outros contos explorando o universo feminino, focando no ímpeto que move a mulher a alcançar sua plenitude. Sempre gostei de mergulhar a fundo na "alma" humana, naquilo que pulsa em cada um, no que se revela ou se esconde. No que escapa num olhar, num gesto furtivo. Foi assim que eles foram surgindo, um após o outro, contos que tentam retratar a intensidade dos anseios e sentimentos, do medo, da fuga, ou do ímpeto de romper-se em desassossegos.

Em 2008, para participar de um concurso literário, deixei os textos com protagonistas masculinos de lado e agrupei apenas os femininos. Percebendo essa conexão temática entre os contos, projetei um livro que explorasse toda essa intensidade das mulheres, as que sufocam, as que sucumbem, as que libertam o seu grito. Imaginei que seria uma forma de homenagear a todas, as que naufragaram, as que surpreendem. As que criam seus devaneios e as que se derramam imensas!

E, desde então, elas estão reunidas neste livro, que ficou engavetado tantos anos! Contudo, lá da gaveta eu ouvia minhas personagens pedindo para criar asas e chegar até o leitor. Desejo, assim, que elas despertem amor, inspiração. Desejo que causem polêmica. Ou apenas inquietação...

LEIA TAMBÉM, DA EDITORA INVERSO

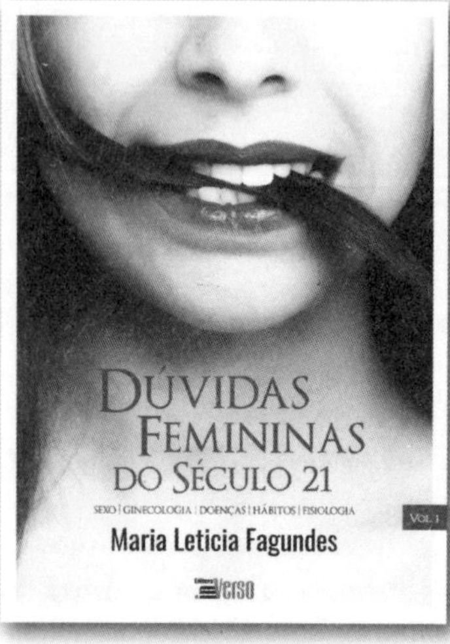

DÚVIDAS FEMININAS DO SÉCULO 21

"Dúvidas Femininas do Século 21" apresenta uma compilação das melhores conversas publicadas na coluna "Elas por Elas", do jornal Tribuna do Paraná, escrita pela médica ginecologista e legista Maria Leticia Fagundes. Inspirada no dia a dia do ambiente de trabalho – o consultório, Maria Leticia escreveu textos curtos e de muito fácil compreensão que abordam o vasto universo feminino, falando francamente para (exatamente) todas as mulheres – incluindo as de idades, estilos e situação econômica diversas.

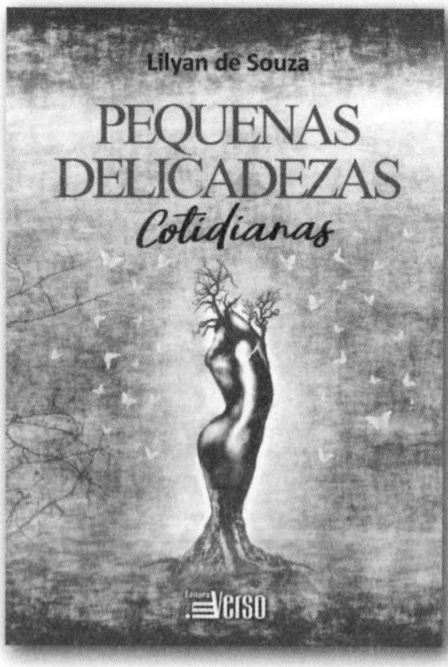

PEQUENAS DELICADEZAS COTIDIANAS

Pequenas Delicadezas Cotidianas é um livro de contos que traz prosa poética moderna, carregada de imagens cotidianas, ora cômicas, ora dramáticas, mas todas repletas de sentimentos que as delicadezas diárias nos proporcionaram e nem sempre são lembradas. As narrativas compostas por frases curtas e de impacto intimista, com enorme apelo visual, aproximam o leitor de cada imagem descrita, de cada história narrada, fazendo o leitor um cúmplice, um agente ativo de cada conto, quase um "amigo".